KB081636

치질탈출

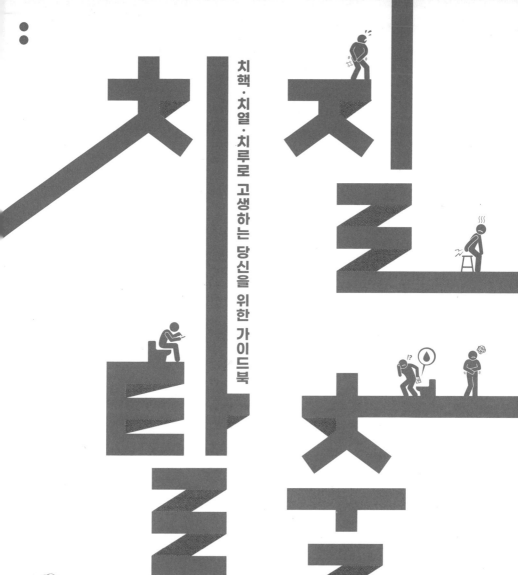

질칫 탈출

치핵·치열·치루로 고생하는 당신을 위한 가이드북

기쁨병원 외과팀(강윤식 외) 지음

청년의사

차례

III. 치열   175

IV. 치루와 항문주위농양   **241**

특별한 비방이라는 이름 아래 환자를 혼란스럽게 하는 글들이 항문질환 치료 쪽에서는 굉장히 많습니다. 그런 글들의 대다수는 '수술하지 않고 고칠 수 있는 비법'이라고 광고합니다.

그러나 대부분은 재발이 잦다거나 수술 통증이 심하다는 소문들을 듣고 병원 가기를 망설이거나, 병원에 가는 것 자체를 수치스러워하는 환자분들의 심리를 교묘히 이용한 상술에 불과합니다.

한마디로 정리하자면 치핵, 치열, 치루 등은 외과질환입니다. 그렇기에 외과의사가 수술로 치료해야 하는 병입니다. 치핵, 치열, 치루 등 항문질환은 수술 외에 그 어떤 비방이나 약물로도 근본적인 치료가 불가합니다. 혹 그런 치료로 효과를 봤다 해도, 언젠가는 증상이 다시 도집니다. 그리고 이런 치료로 좋아질 증상이라면 치료를 하지 않고 기다려도 자연히 회복되는 경우가 대부분입니다.

따라서 치핵, 치열, 치루 등 항문질환은 반드시 외과병원에서 치료를 받으셔야 합니다. 그래야 후유증과 경제적인 부담을 최소화할 수 있고, 완치 또한 기대할 수 있게 됩니다.

I

항문 통증과
항문 출혈

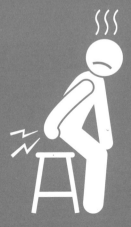

01.
흔한 항문질환들

항문에 생기는 병들엔 치핵, 치열, 치루, 항문주위농양, 변실금, 항문거근증후군, 직장염, 항문 용종, 항문 소양증 등이 있습니다.

이들 중 항문질환의 삼총사로 불리는 치핵, 치열 그리고 치루에 대해 간략히 설명드리겠습니다.

치핵은 일종의 항문정맥류입니다. 항문정맥이 부풀어 혹처럼 커지는 질환으로서 대표적인 증상은 탈항, 출혈, 혈전으로 인한 항문 통증이 있습니다. 변을 보고 나면 항문이 밀려나와서 손으로 밀어 넣어야 한다거나, 주사기로 쏘듯이 피가 나거나 간헐적으로 항문이 부으면서 심한 통증이 생겼다 가라앉는 증상이 반복되면 치핵일 가능성이 높습니다.

치열은 변이 나올 때 항문통로가 찢어지는 병입니다. 치열 통증은 예리하고 변을 본 후에도 수분에서 수 시간 동안 통증이 지속될 때가 많습니다. 흔히 출혈도 동반되는데 대개 양은 많지 않아 휴지에 묻거나 변에 묻어 나오는 정도입니다. 간혹 출혈이 육안으로 확인되지 않는 경우도 있습니다.

치루는 이들 두 질환과는 확연히 다릅니다. 항문 주변에 고름이 잡혔다가 터져 나오면서 항문 가까운 피부 쪽에 작은 구멍이 뚫리며 이곳으로 진물이 계속 나오는 질환입니다. 항문통로 옆으로 좁은 샛길이 생긴 것이라고 생각하면 됩니다. 치루는 치질 중 유일하게 암과 관련이 있는 병이기도 합니다. 따라서 지체하지 말고 서둘러 수술을 받는 것이 좋습니다.

치질 즉 치핵, 치열, 치루 중에서 가장 흔한 것은 치핵입니다. 치핵이 치질의 대표적인 질환입니다. 그러다 보니 치핵을 그냥 쉽게 치질이라고 부르는 경우도 많지만, 정확하게 치핵이란 용어를 사용하는 것이 좋습니다.

02.

항문 통증을 일으키는 질환들

갑자기 항문 통증이 생기면 대다수의 분들은 치핵이 생겼다고 생각합니다. 그러나 항문 통증은 다른 질환에서도 나타날 수 있으며, 이와 같은 사실을 인지하고 있는 것은 매우 중요합니다.

왜냐하면,

★ 항문 통증을 일으키는 질환 중에는 치핵으로 생각하고 시간을 지체하면 위험한 병이 있기 때문이며,

★ 반대로 치핵과 관련 없는 통증인데도 치핵으로 인한 것이라고 단정하고 불필요하게 치핵수술을 받는 경우가 있기 때문입니다.

항문 통증을 유발하는 질환들을 나열하면 다음과 같습니다.

❖ 치핵

치핵에 의한 통증일 경우에는 반드시 탈항 된 치핵이 퉁퉁 부어 있거나 항문 주위 혹은 항문통로에서 콩알 같은 혹이 만져집니다. 이런 멍울을 혈전이라고 합니다. 따라서 탈항 된 치핵이 부어 있지 않거나 혈전이 없으면 치핵 때문에 생긴 통증일 가능성이 낮다는 것을 반드시 기억해야 합니다. 치핵이 자주 부으면서 통증도 느껴진다면 근본적으로는 치핵 자체를 제거하는 것이 좋습니다.

❖ 치열

변이 나올 때 통증이 있으면 대개는 치열 때문입니다. 살짝 긁는 느낌부터 칼로 베는 느낌까지 통증의 정도는 다양합니다. 휴지에 빨간 피가 몇 방울 묻거나 피 흔적이 보이는 경우가 많고 때론 변에 피가 묻어 있기도 합니다.

변이 굵거나 단단하지 않은데도 찢어지는 통증이 있다면 항문이 좁아진 상태인 만성치열일 가능성이 높습니다. 이런 경우엔 수술이 필요하며 대개 당일 귀가가 가능한 간단한 수술로 쉽게 해결됩니다. 하지만 굳어진 내괄약근을 일부 끊어야 하는 조심스러운 수술이기 때문에 전문병원을 잘 선택해서 수술을 받으셔야 합니다.

❖ 항문직장주위농양

갑자기 지속적인 항문 통증이 생겼다면 항문 농양 때문은 아닌지 꼭 확인해야 합니다. 이 질환은 시간이 갈수록 고름집이 점점 커져서 괄약근을 포함한 주변 조직들을 손상시킵니다. 따라서 항문 통증이 있을 때는 '지속적인 통증인지, 시간이 지나면서 점점 더 아파지는지, 열과 몸살기가 함께 있는지, 항문 가까이 엉덩이가 뻘겋게 부어오르고 손으로 누르면 깊숙이 통증이 느껴지는지'를 꼭 확인해야 합니다. 특히 심한 설사 후에 이런 증상이 나타났다면 농양이 생겼을 가능성이 높습니다.

한 가지 더 기억하셔야 할 게 있습니다. 그것은 항문 속 깊은 직장에 고름이 잡히는 경우엔 항문 겉으로는 표가 거의 나지 않는다는 점입니다. 항문 속 깊은 곳이 뻐근하게 느껴지는 것에 반해, 겉에서 보는 항문은 멀쩡해 보입니다. 하지만 열과 몸살기가 동반됩니다. 이런 경우 자칫 방치를 하게 되면 꼬리뼈 앞쪽을 타고 복강 뒤쪽으로 고름이 번져나가는 매우 치명적인 합병증이 생길 수 있습니다. 따라서 이와 비슷한 증상이라면 빨리 전문병원에 가서 정확하게 확인을 받으셔야 합니다. 경험이 많은 의사에게 진찰을 받아야 이런 경우 오진을 피할 수 있습니다.

어떤 종류의 항문직장주위농양이든 확인되는 즉시 응급수술을 해서 배농을 해주는 것이 최선입니다.

❖ 항문거근증후군(항문근육통)

항문거근증후군^{levator syndrome}은 항문괄약근에 근육통이 생기는 병인데, 앉아 있을 때 항문 속, 특히 왼쪽 부위에 뻐근한 통증이 느껴집니다. 변을 보기 직전에 더 악화되기도 하고, 때론 항문이 빠지는 느낌이나 탁구공 같은 게 속에 들어 있는 듯한 느낌을 호소하기도 합니다. 드물게는 항문 주위가 고춧가루를 뿌린 듯이 화끈거린다고 말씀하는 분들도 있습니다.

이 병은 수술로 치료되는 병이 아님에도 불구하고 종종 치핵 때문으로 오인하고 치핵수술을 받는 분들이 있습니다. 당연히 수술을 해도 통증이 없어지지 않습니다.

항문거근증후군과 유사한 질환 중에 일과성 직장통^{proctalgia fugax}이라는 어려운 이름의 병이 있습니다. 보통 새벽에 발생하는데 쥐어짜는 듯한 항문 통증이 15분 전후 지속되다가 씻은 듯이 사라집니다. 이런 통증이 며칠에 한 번 있기도 하고, 때론 일 년에 한두 차례 나타나기도 합니다. 이런 증상이 있으면 대부분 직장암이 아닌가 걱정을 합니다. 그런데 이 병의 실체는 '항문괄약근의 경련'입니다. 즉 항문괄약근에 쥐가 나는 현상이며 암과는 관련이 없습니다.

이런 항문거근증후군 계통의 통증은 항문통로에 맞는 주사치료로 효과를 볼 수도 있습니다.

❖ 직장암

항문 통증의 원인 중에는 많은 분들이 은연중에 걱정하는 '직장암'도 포함되어 있습니다. 항문 가까이에 생긴 직장암에서도 항문 통증이 생길 수 있기 때문입니다. 정확히는 항문 통증이라기보다는 직장통이라고 말할 수 있습니다. 뻐근한 느낌으로 나타나는데 통증의 특성만으로는 위에서 말씀드린 다른 질환들과 정확하게 구분하기 힘들 때가 많습니다. 대개 변이 급하고, 변을 본 후에도 계속 잔변감이 느껴져 화장실에 자주 들락거리게 되며, 변이 나올 때 뻐근하고, 약간 지저분하고 죽은 색깔의 피가 나오기도 합니다. 조금이라도 이런 병이 의심이 되면 병원에 오셔서 진찰도 받아보고 필요한 경우 대장내시경검사도 받아보는 것이 좋습니다.

내용이 좀 복잡해진 것 같습니다.

다시 정리를 해드리면,

항문 통증이 있으면 '우선 열이 있는지, 시간이 가면서 더 아파지는지, 항문 주변이 뻘겋게 부어오르는지'를 스스로 확인해보시는 것이 최우선입니다. 응급수술이 필요한 항문직장주위농양 여부를 확인하기 위한 절차입니다.

다음으로는 항문 주변을 손으로 만져봐서 아프고 콩알처럼 단단하게 부어오른 혹이 만져지는지, 혹은 탈항 된 치질이 크게 부어 있는지를 확인하는 것이 순서입니다. 만일 이런 것들이 확인되면 치핵에서 생긴 통증일 가능성이 높습니다.

그 다음으로는 '출혈 여부와 통증이 변을 보는 것과 연관되어 있는지'를 살펴보아야 합니다. 일단 변을 볼 때 통증이 있으면서 선홍색 피가 보인다면 치열일 가능성이 가장 높습니다. 물론 치핵 혈전에서도 우연히 선홍색 피가 나올 수 있고, 또 종종 혈전을 덮고 있는 피부에 구멍이 생기면 엉긴 검붉은 피가 계속 묻어 나오기도 합니다. 항문 겉으로 만져지는 혹 없이 검붉은 피가 나온다면 직장암이나 다른 직장질환을 의심해야 합니다.

앞선 절차로도 특별한 이상이 확인되지 않으면 항문거근증후군일 가능성이 있습니다.

그러나 자가진단을 전적으로 의지하면 안 됩니다. 해석상에 오해가 있을 수 있고, 일일이 설명드릴 수 없는 여러 가지 변수들과 상황들이 있기 때문입니다. 따라서 위의 내용은 참고로 하시되 반드시 전문병원에 가셔서 정확한 진단을 받아보는 것이 안전합니다.

03.

드물지 않은 항문 통증인
항문근육통, 항문거근증후군

항문거근증후군, 영어로는 levator syndrome!

어렵게 느껴지는 이름만큼이나 아직 원인도 확실히 밝혀지지 않은 질환입니다. 쉽게 항문근육통이라 부르기도 합니다. 요즘은 항문외과의사들이라면 많이 알고 있지만, 얼마 전까지만 해도 이 병에 대해 아는 의사가 많지 않았습니다. 그래서 환자분들이 병명도 모른 채 여러 병원을 전전하며 CT, MRI 등 많은 검사를 받고도 아무런 이상이 없다며 정신과 치료를 권유 받기도 합니다. 요즘도 가끔씩 이런 일을 겪었다는 이야기를 듣곤 합니다.

항문거근은 항문을 들어올리는 근육이란 뜻의 이름으로 항문

괄약근 중 가장 깊은 곳에 위치한 근육입니다. 이 근육이 골반 뼈에 붙는 자리, 즉 인대에 이상이 생겨서 통증이 발생하는 질환입니다.

테니스 엘보라는 병과 비슷한 병이라고 보면 됩니다. 팔꿈치가 아니라 항문거근 인대에 생긴 것만 다를 뿐입니다.

❖ 증상

항문이 늘 뻐근하다고 호소하는 분들이 많습니다. 변 보기 직전이나 피로가 쌓인 오후가 되면 더 심해지기도 합니다. 서 있거나 누워 있을 때는 그나마 좀 낫고, 의자나 방바닥에 앉으면 통증이 더욱 심해집니다. 주로 항문 왼쪽이 아픈데 간혹 양쪽 혹은 오른쪽에만 통증을 느끼는 분도 있습니다. 증상이 더 심한 분들은 항문뿐만 아니라 엉덩이와 뒷다리까지 땅기기도 합니다. 항문 속에 공 같은 게 들어 있는 것 같다고 말하는 분도 있고, 항문에 고춧가루를 뿌린 것처럼 화끈거린다고 말씀하는 분도 있습니다. 항문이 빠지는 것 같다는 분도 있고요.

항문거근증후군과 약간 다르지만 형제지간 같은 병이 일과성 직장통 proctalgia fugax 이라고 불리는 병입니다. 주로 새벽녘에 심한 항문 통증이 발생해 잠을 깹니다. 대개 10~15분 정도 지속되다가 씻은 듯이 사라집니다. 이 병은 항문거근에 쥐가 나는 병입니다. 피곤한 날 밤에 더 잘 생기는 경향이 있습니다. 이분들도 항문거근 증후군에서처럼 항문통로의 특정 부위를 누를 때 압통을 느끼는 것으로 봐서 두 질환은 밀접한 관련이 있는 것으로 생각됩니다.

❖ 치료

1990년도 초반에는 '갈바닉 자극치료'라고 해서 항문통로에 막대 모양의 전극을 삽입한 후 저주파전기로 항문 근육을 자극하는 치료를 시행했습니다. 한번에 30~40분간 치료를 지속하며, 일주일에 두 번 이상 치료하기를 4~6주 정도 했습니다. 그러나 치료 도중 심한 통증이 있고, 그런 과정을 다 거친 후에도 치료 성공률이 채 50%가 되지 않았습니다.

그래서 바이오피드백 치료나 직장 마사지 치료, 근육이완제 등의 약물치료 등이 시도되기도 했지만 치료 효과는 매우 미미했습니다. 당시 이런 치료들이 행해진 이유는 이 병의 원인을 항문거근에 생기는 근육 경직으로 봤기 때문입니다. 그래서 경직된 근육을 이완시키려는 시도를 한 것입니다.

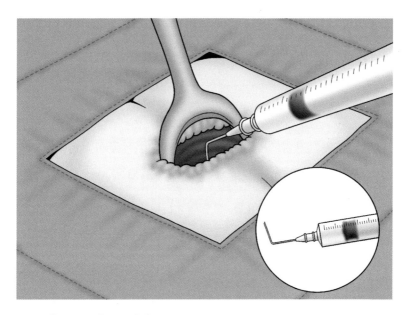

그림1. 항문거근증후군 주사치료

   그러나 저희는 이런 환자분들을 계속 진료하는 과정에서, 이 질환의 원인은 근육 경직이 아니라 테니스 엘보처럼 근인대염일 가능성이 많다는 생각을 하게 되었습니다. 흔히 나타나는 근육 경직은 근인대염으로 인한 이차적인 현상일 것이라 생각했습니다. 그래서 숙고 끝에 1997년경부터 테니스 엘보 때처럼 인대 주사치료를 시도하게 되었습니다.

   2주에 한 번씩 항문통로를 통해 압통이 있는 근육 부위에 주사를 놓는 과정을 2~3회 반복해 본 치료 결과는 기대 이상으로 좋았습니다. 당시 많이 시행되던 갈바닉 자극치료에 비교할 수 없을 정도로 간편하면서도 치료 성공률이 80%에 육박했기 때문입니다.

이런 성공적인 결과를 모아 제출한 저희 논문이 1999년 5월, 미국 워싱턴에서 열렸던 미국대장항문병학회 100주년 기념학술대회에 채택이 되어 발표를 했으며 다음해 미국대장항문학회지 (DCR, Diseases of Colon and Rectum)에 실렸습니다. 그 이후 우연인지는 모르겠지만 당시까지만 해도 인기 있는 주제였던 갈바닉 자극치료에 대한 논문이 거의 발표되지 않고 있습니다.

04.

항문 출혈:
항문에서 피가 나요

항문 출혈로 병원을 찾으시는 분들이 꽤 많이 있습니다. 이렇게 피가 나면 양이 많고 적고를 떠나서 왠지 다리에 힘이 쭉 빠지는 것을 느끼게 됩니다. 제일 걱정은 혹시 직장암이 아닐까 하는 것이겠지요. 그렇지만 항문 출혈을 일으킬 수 있는 경우는 생각보다 많습니다.

어떤 원인에서 출혈이 되는지 정확히 진단하기 위해서는 직장 수지검사를 비롯해 대장내시경검사와 경우에 따라서는 위내시경 검사가 필수입니다. 섣부른 자가진단은 오히려 병의 발견을 지연시켜서 상황을 악화시킬 수도 있습니다. 그래서 항문 출혈에 대한 이런저런 조언을 해드리는 것이 매우 조심스럽기도 합니다. 그래도 지나친 불안감 가운데 지내시는 분들을 위해 참고하실 수 있는 몇 가지 내용을 말씀해 드리겠습니다. 다시 강조하지만 어디까지나 참고로만 하시는 것이 좋겠습니다.

항문 출혈이 있을 때 주의 깊게 보아야 할 것은 피의 색깔과 피의 양, 동반된 증상의 종류와 유무입니다.

❖ 피의 색깔

피 색깔을 보면 피가 어느 부위쯤에서 나왔는지 짐작할 수 있고, 급성 상처가 생겨서 나온 것인지 아니면 점막이 헐어서 나온 것인지 등을 알 수 있습니다.

❶ 선홍색 피

선홍색 피는 흔히들 '맑은 피, 깨끗한 피, 새빨간 피' 등의 표현을 쓰기도 합니다. 빨간 잉크를 풀어놓은 듯 변기 물이 빨갛게 물들어 있는 경우도 많습니다. 이런 경우는 대부분 치핵이나 치열에 의한 출혈일 때가 많습니다. 따라서 선홍색 피가 나오는 경우 출혈양이 너무 많다거나, 출혈이 상당히 자주 일어나서 빈혈이 올 정도가 아니라면 너무 걱정하지 않아도 되는 경우가 많습니다.

❷ 검붉은 피

죽은 피라고 말하는 분도 있습니다. 커피색이나 타르 같은 피가 나오기도 합니다. 항문으로부터 비교적 멀리 떨어진 대장이나 그 위쪽의 소장 혹은 위와 식도에서 출혈이 될 때도 검은 피가 나올 수 있습니다. 그러나 이렇게 먼 곳에서 나온 피가 형태를 갖춘 채 항문까지 도달하려면 양이 상당히 많아야 합니다.

다시 말씀드려서 항문에서 멀리 떨어진 부위에서 출혈이 되는 경우엔 양이 극도로 많기 전에는 피만 따로 나올 수는 없습니다. 대개는 피가 변과 섞여서 검은색의 변을 보게 되는 경우가 많습니다. 이런 검붉은 피가 다량으로 나오는 원인에는 위, 소장, 대장의 출혈성 질환들이 모두 포함됩니다. 대개 대량의 출혈이 있어야 하기 때문에 암보다는 위 십이지장 궤양, 소장게실, 대장게실, 혈관이형성(혈관에 이상이 있는 병) 등이 원인일 때가 많습니다.

반면에 직장 등, 항문에서 비교적 가까운 대장 부위에서 출혈이 될 때는 적은 양으로도 피가 검붉게 나올 수 있습니다. 즉 직장암에서처럼 암이 항문 가까운 부위에 있을 때는 적은 출혈로도 검은 피가 비칠 수 있습니다. 가끔 치핵에서도 피의 일부가 직장에 고여 있다가 검붉은 색으로 나올 때가 있습니다.

❸ 분홍색 피

대부분 코 같은 끈끈한 점액과 섞여서 나옵니다. 직장염, 직장탈 등의 질환에서 이런 형태의 출혈이 있을 수 있습니다.

❖ 피의 양

피가 선홍색이면서 양이 많은 경우는 대부분 치핵이 원인입니다. 반대로 선홍색이면서 휴지에 묻을 정도의 출혈이 있을 때는 치열일 경우가 더 많습니다. 물론 이때는 변을 볼 때 통증이 동반되는 경우가 많겠지요.

검붉은 피가 다량으로 나온다면, 대장의 게실에 의한 경우가 가장 많고, 소장 게실이 원인일 때도 있습니다. 위와 십이지장 궤양에서도 대량 출혈이 있을 경우 이런 증상이 나타날 수 있습니다. 반대로 검붉은 피가 휴지에 묻을 정도나 소량으로 나온다면 직장암이나 직장의 궤양성 질환 등을 의심해 보아야 합니다. 그러나 치핵에서도 드물지만 검붉게 변한 피가 나올 수 있습니다.

❖ 동반된 증상

변을 볼 때 항문에 통증이 동반되는 출혈이 있다면 대개는 치열일 경우가 많습니다. 물론 선홍색 피가 나오겠지요.

평소에 탈항이 되면서 통증이 없는 출혈이 있다면 그 원인이 치핵일 때가 많고요. 선홍색 피가 주사기로 쏘듯이 나오는 것도 치핵에 의한 출혈로 생각하시면 됩니다.

뒤가 무지룩하면서 검은 피가 나온다면 직장암의 가능성이 있습니다. 직장암에서 나오는 피는 다소 비릿한 냄새가 나기도 합니다.

많은 분들이 항문 출혈이 있으면 대장암을 먼저 걱정합니다. 그러나 대부분의 대장암에서는 출혈 양이 많지 않습니다. 그렇기 때문에 항문 가까이에 있는 직장암을 제외하고는 변을 볼 때 피가 나오는 것을 눈으로 보게 되는 경우는 드뭅니다. 출혈이 있어도 대개 변에 섞여서 나오기 때문에, 육안으로는 구분이 되지 않는 것이지요. 이렇게 눈에 띄지 않게 수년간 출혈이 되다가 뒤늦게 심한 빈혈이 생겨 있는 것을 발견하는 때가 더 많습니다.

따라서 대장암 진단을 증상에만 의존하는 것은 위험합니다. 그보다는 정기적인 대장내시경검사를 받으시는 게 좋습니다. 정기적으로 대장내시경검사를 받으시면 대장암을 조기에 발견할 수 있습니다. 더 나아가 대장 용종을 모두 절제하면 97%의 대장암을 예방할 수 있게 됩니다.

II
—

치핵

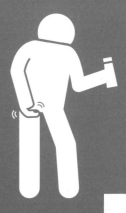

01.

헷갈리는 치질과 치핵이란 용어

흔히 치질과 치핵이라는 용어를 뒤섞어 사용하는 경우가 많습니다.

　정확한 고증을 할 수는 없지만 '치질'이란 용어는 19세기 이전부터 '항문병'이란 의미로 사용되어 온 일상어였을 것으로 추측됩니다. 치질의 '질疾'자는 '질병'을 의미하니까요. 보다 전문적인 한의학 용어로는 脈痔맥치, 腸痔장치, 氣痔기치, 酒痔주치, 血痔혈치, 漏痔누치 등에서처럼 '치痔'란 용어가 사용된 것으로 보이며, 아직도 일본에서는 이 단어가 치핵을 의미하는 단어로 사용되고 있습니다.

　'치痔'라는 한자의 뜻글자로서의 의미를 생각해보는 것도 재미있습니다. 절 '寺^사'자 위에 '병들어 기댈 상'이란 변이 덮고 있는 모양이니, '스님에게 잘 생기는 병'이란 뜻이 아닐까 합니다. 아마 가부좌를 틀고 앉아 선^禪을 하는 습관 때문은 아닌지 모르겠습니다.

어쨌든 요즘 전문적인 의학용어로 사용되고 있는 치핵, 치루, 치열이란 병명은 서양의학의 도입과 함께 외과학이 발전함에 따라 비교적 최근에 도입된 용어로 생각됩니다. 그러다 보니 아직 치핵 등 이들 세부적인 병명들이 입과 귀에 익숙지가 않습니다.

결국, 치질은 오래 전부터 일반인들 사이에서 사용되어 온 일상어로서 '항문에 생기는 모든 병'을 부르는 명칭이라고 볼 수 있습니다. 그러나 최근 외과의사들은 '치질'이란 단어를 '치핵과 치루와 치열' 세 가지 질병을 일괄해서 부를 때 사용합니다.

치핵 痔核은 항문 속에 살덩어리가 커져 있는 병입니다. 핵核이란 용어가 덩어리를 의미합니다. 정확히는 항문 벽 점막에 있는 혈관이 정맥류처럼 확장되면서 피가 채워지고, 점막도 함께 늘어나게 되어 결국 항문통로가 불룩한 살덩어리들로 채워진 상태가 바로 치핵입니다. 그 결과 변이 나올 때 부풀어 오른 치핵 덩어리에 상처가 생겨 피가 나기도 하고, 변과 함께 치핵 덩어리가 빠져

나오는 탈항 증세도 나타나고, 가끔 치핵 덩어리 속에 혈전이 생겨 부어오르면서 통증이 나타나기도 합니다.

항문병으로 병원에 오시는 분들의 80% 이상이 치핵 때문입니다. 그러다 보니 항문병 중 가장 많이 생기는 치핵이 '치질'을 대표하게 되었고, 낯선 '치핵'보다는 입에 익숙한 '치질'이란 병명이 더 많이 쓰이고 있는 것 같습니다. 오랫동안 환자를 진료해온 대장항문외과의사들도 '치핵'이란 용어보다는 '치질'이란 용어가 더 편하게 느껴지는 게 사실이니, 일반인들이야 오죽하시겠습니까. 그래도 치핵 대신 치질이란 용어를 공식 병명으로 사용하는 것은 문제가 있다고 생각합니다. '치질'보다는 상태를 보다 정확히 표현하는 병명인 '치핵, 치루, 치열' 등을 사용하는 것이 더 바람직할 것이기 때문입니다.

다행히 요즘은 10~20년 전에 비해서는 '치핵'이란 명칭이 보다 일반화되었습니다. 따라서 차차 '치핵'이란 명칭이 일상용어로 자리잡을 것으로 기대됩니다.

치핵 예방 방법들

인터넷에는 무수히 많은 정보가 있습니다. 그래서 치핵을 예방하는 다양한 방법들도 어렵지 않게 찾아볼 수 있습니다. 이들 내용은 다 옳고 다 맞는 치핵 예방법들입니다.

그런데 한 가지 아쉬운 것이 있습니다. 치핵을 예방하려면 이렇게 저렇게 하라고는 하는데, 왜 그렇게 해야 치핵이 예방되는지를 이야기해주지 않습니다. 그러다 보니 듣는 분들이 일상생활 중에 어떻게 해야 치핵 예방에 도움이 되는지 스스로 판단해서 조심할 수 있는 능력이 생기질 않습니다.

그런 의미에서 치핵의 발생기전을 이해하는 것이 치핵 예방에 도움됩니다. 치핵은 한마디로 항문정맥류입니다. 확장된 항문정맥이 원인이 되어 탈항과 출혈과 아픈 부종 등의 증상이 나타납니다. 따라서, 항문정맥류가 발생하고 악화되는 것을 어떻게 예방할 수 있을지 생각하시면 그게 바로 치핵 예방법이 됩니다.

우선 치핵을 예방하기 위해서는 항문정맥이 확장되는 것을 피하는 것이 기본이겠지요. 그렇다면 항문정맥을 확장시키는 생활습관은 무엇일까요?

* 화장실에 오래 앉아 있는 것
* 변 볼 때 힘을 많이 주는 것
* 쪼그리고 앉거나 가부좌 자세로 앉는 것 (특히 따뜻한 방바닥에)
* 무거운 것을 들거나 배에 힘이 많이 들어가는 운동을 하는 것
* 술을 많이 마시는 것 (술은 혈관을 확장시키므로)

이런 것들이 항문정맥을 확장시키는 원인이라는 것은 누구나 쉽게 알 수 있습니다.

그런데 여기서 한 가지 더 추가하고 싶은 게 있습니다. 그것은

바로 '쓸데없이 매일 좌욕을 하는 것'입니다. 그럼에도 불구하고 치핵을 예방하겠다고 하루도 거르지 않고, 아주 열심히 온수 좌욕을 하는 분들이 있습니다. 이러는 데는 의사들의 잘못된 권고도 한몫하고 있습니다.

그런데 한번 잘 생각해 보시지요. 따뜻한 물에 항문을 담그고 앉아 있으면 항문정맥이 수축될까요? 아니면 확장될까요? 당연히 확장되겠지요. 결국 매일 꾸준히 하는 좌욕은 치핵을 예방하기는커녕 오히려 조장하는 원인이 될 수 있답니다.

그렇다면 위에서 말씀드린 것만 조심하면 항문정맥은 전혀 확장될 일이 없고 치핵이 예방될까요? 그렇지는 않겠지요. 일상생활의 모든 과정에서 알게 모르게 항문 혈관을 확장시키는 여러 압력들이 작용하게 되니까요. 다음과 같은 것들이 한 예입니다.

★ 매일 매일 변을 보는 것, 변을 자주 보는 것, 한 자리에 오래 앉아서 일하는 것, 기침이나 재채기를 많이 하는 것, 아기를 안아주고, 물건을 들어 옮기고, 계단을 올라가고······
★ 또 여성분들은 임신과 출산 과정, 다이어트로 생기는 변비······

항문정맥을 확장시켜 치핵을 악화시키는 것들을 일일이 들자면 이와 같이 한이 없습니다.

이처럼 일상생활 속에서 정맥 확장을 피할 수 없다면, 치핵 예방을 위한 다음 전략은 무엇이 되어야 할까요?

네, 그렇습니다.

바로, 확장된 혈관을 그때그때 수축시켜 준다면 도움이 될 것입니다.

❖ 가장 대표적인 방법: 배변 후 비데 사용하기

비데의 물줄기가 확장된 항문 주위 정맥을 마사지해서 수축시켜 주기 때문에 치핵 예방에 도움이 됩니다. 비데가 없으면 샤워기로 씻어도 되고, 아니면 물로 직접 씻어주는 것도 비슷한 치핵 예방 효과를 줍니다.

어떤 분들은 비데가 항문 건강에 좋지 않다고 생각하시는데 제 의견은 다릅니다.

혹시 회교권 사람들이 변을 본 후 물로 씻는다는 이야길 들어보셨나요? 그래서인지 인도네시아나 말레이시아 사람들은 치핵이 우리만큼 많지 않다는 말을 들었습니다. 또 한 가지 병원에 오신 많은 분들도 증언하십니다. 전엔 치질 때문에 고생을 많이 했는데, 비데를 쓰고 나서부터 많이 좋아졌다고요.

❖ 또 다른 아주 좋은 방법

바로, 항문을 가끔씩 오므려주는 것이지요. 그러면 괄약근이 혈관을 짜주어 ^{squeezing} 혈액순환을 촉진하고, 결국 확장된 혈관을 수축시켜 치핵을 예방하게 되는 것입니다.

특히 치핵이 좀 심하다고 스스로 생각하는 분이라면 이런 습관을 평소에 들여놓으면 치핵이 더 심해지는 걸 예방하는 데 아주 좋습니다.

혹시, 혈관이 수축되라고 찬물에 좌욕을 하는 분은 없겠지요? 그렇게 하면 혈액순환이 느려지며 피가 서로 엉겨 항문정맥에 혈전이 생기고, 치핵이 부어서 심하게 통증이 올 수도 있습니다. 겨울철 찬 날씨에 치핵이 부어올라 고생하는 분들이 많아지는 이유가 바로 이 때문입니다.

사실 항문을 오므려주는 것은 치핵 예방 외에도 여러 가지로 도움이 된다는 것을 아시나요? 항문이 약해져 변실금이 생기는 것도 예방해주고, 요실금 예방에도 도움이 된답니다. 그렇다고 그냥 아무렇게나 하면 안 되고요, 5초간 최대한 항문을 오므린 다음 5초간 힘을 빼고 쉬는 것을 한 번에 5분간씩, 하루 2~3차례 반복하면 괄약근이 강화돼 이런 병들을 예방하는데 도움이 많이 됩니다. 이것을 케겔운동이라고 합니다.

치핵 예방 원칙을 다시 간단히 정리해 말씀드리면,
첫째, 항문정맥이 확장되는 걸 피하는 것이고요.
둘째, 확장된 정맥을 수축시켜주는 것입니다.

03.

치핵 증상

치핵은 확장된 혈관들로 이루어진 살덩어리가 항문통로 벽에 생겨 있는 병이라고 말씀드렸는데, 항문통로 깊은 곳에 생기는 내치핵과 항문 가까운 통로와 항문 주변에 생기는 외치핵으로 나누나 보통 두 가지가 함께 있는 경우가 많습니다.

❖ 탈항

가장 흔한 치핵 증상은 바로 탈항입니다. 탈항은 항문 속에 있던 치핵 덩어리, 즉 내치핵이 변을 볼 때나, 일상생활 중에 항문 밖으로 빠져나오는 현상을 말합니다. 처음엔 그리 불편하지 않지만 나

중엔 탈항이 심해져서 손으로 밀어 넣어야 될 정도로 많이 불편해집니다.

자신의 치핵이 어느 정도로 진행된 것인지 궁금해하는 분들이 많습니다. 치핵의 진행 정도는 내치핵이 탈항 되는 정도를 기준으로 삼고 있습니다. 외치핵의 상태가 반영되지 않는 아쉬움이 있긴 합니다. 흔히들 치핵을 1기, 2기 하는 식으로 얘기하기도 합니다만 '몇 기'라고 하는 것은 영어로는 'stage'라고 해서 대개 암이 번져 있는 진행 정도를 표현하는 방식입니다. 따라서 치핵은 'degree'라는 뜻인 '1도, 2도' 하는 식으로 표현하는 것이 맞습니다.

★ **1도 치핵**: 내치핵이 크지 않아 항문 밖으로 빠져나오지는 않고 통로에만 볼록하게 솟아올라 있는 상태입니다. 출혈이 있어 발견되는 경우가 대부분입니다.

★ **2도 치핵**: 변을 볼 때 내치핵 덩어리가 밀려나옵니다. 이를 탈항이라고 합니다. 그러나 덩어리가 크지 않아서 곧바로 복원이 되어 항문 속으로 쏙 들어가는 상태를 말합니다.

★ **3도 치핵**: 탈항 된 내치핵 덩어리가 시간이 지나야 복원이 되거나 손으로 밀어 넣어야 되는 상태입니다.

★ **4도 치핵**: 탈항 된 내치핵 덩어리가 밀어 넣어도 잘 들어가지 않거나 복원된 후에도 쉽게 도로 빠져나오는 상태를 말합니다.

❖ 출혈

내치핵에서 흔히 나타나는 증상 중의 하나입니다. 내치핵은 얇은 점막으로 덮여 있기 때문에 변에 의해 건드려지거나 탈항 된 치핵 덩어리가 쥐어짜지면서 점막에 쉽게 상처가 나서 출혈이 일어날 수 있습니다. 치핵의 출혈은 선홍색이며 출혈량이 많은 경향이 있습니다. 치열과는 달리 출혈 시 통증이 없기 때문에 피가 나는 것을 본인이 모르는 경우가 많습니다. 변기 물이 빨갛게 물들어 있어 깜짝 놀라는 분들도 많습니다. 그러나 이렇게 많은 양의 선홍색 피가 나는 경우 빈혈의 위험이 있긴 하지만, 직장암 등 심각한 병은 아닌 경우가 대부분이니 크게 걱정하지 않으셔도 됩니다.

❖ 부종과 통증

혈전이 생길 때 발생합니다. 치핵은 확장된 혈관덩어리라고 말씀드렸는데 혈전은 확장된 혈관 속에서 엉긴 핏덩어리를 말합니다. 결국 혈액순환이 지체되면서 부종이 생기고 또 심한 통증이 생기게 됩니다. 혈전은 주로 외치핵에서 잘 발생하나, 탈항 된 내치핵이 감돈(목이 조이는 현상)되어 혈전이 생기기도 합니다. 이 경우엔 내치핵 덩어리 전체가 심하게 붓고, 통증도 심한 경우들이 종종 있습니다. 이렇게 내치핵 전체가 부은 경우 저절로 가라앉기까지는 몇 주 정도의 매우 긴 시간이 필요하기 때문에, 준 응급^{semi} ^{emergency}으로 수술하는 것이 좋을 때가 많습니다.

❖ 췌피

췌피는 늘어진 피부를 말합니다. 대표적인 외치핵 증상입니다. 처음엔 불편이 크지 않으나 췌피가 커지면 변이 잘 닦이지 않아서 매우 불편할 수 있습니다. 이런 불편으로 인해서 수술을 원하시는 분들도 많고, 미용상의 이유로 수술을 원하시는 경우도 많습니다. 늘어진 췌피를 정리하는 수술은 정교한 테크닉이 필요한 고난도의 수술에 속합니다. 췌피를 깨끗이 해결하길 원하시는 분은 병원 선택에 특별히 더 신경 써야 합니다.

가끔 심하게 가려우면서 항문 주변 피부가 부푼 것처럼 커져 있는 경우가 있는데, 이런 경우는 외치핵보다는 항문소양증에 의한 이차적인 피부 변화일 때가 많습니다. 이때는 수술을 받아봐야 도움이 안 되는 경우가 대부분입니다. 가려움도 해결이 안 되고, 피부도 결국 다시 늘어지기 때문입니다. 따라서 항문소양증이 주 증상일 때는 수술보다는 연고 도포 등 보존적 치료를 하는 게 정석입니다.

04.
위험한 치핵 출혈

거의 모든 성인이 가지고 있는 치핵. 그러나 치핵이 있어도 70~80%는 큰 증상 없이 사시는 듯하며, 나머지 20~30%만이 뭔가 신경 쓰이는 증상을 호소합니다. 이분들을 다시 크게 세 그룹으로 나눌 수 있습니다.

첫째, 매일의 생활에 불편을 느끼며 사는 분들입니다. 이분들은 변을 볼 때마다 탈항이 돼서 변을 본 후 물로 씻고 밀어 넣거나, 한참 누워 있어야 하는 불편함을 호소합니다. 더 심해지면 운동을 하거나 좀 걷기만 해도 탈항이 됩니다. 그래서 좋아하던 운동도 못하고 여행을 가는 것도 부담스러워합니다.

둘째, 가끔씩 고통을 겪는 분들입니다. 때때로 치핵이 부으면서 통증이 있어 힘들어하는 분들이지요. 여기서 말하는 통증은 변을 볼 때만, 혹은 변을 본 후 일정 시간 동안만 아픈 치열 통증이 아니라 하루 종일 뻐근하게 아픈 통증입니다. 짧으면 하루이틀 그러다가 가라앉지만 길면 보름 이상 가기도 합니다. 1년에 1~2번 그러는 분도 있고 한 달에도 1~2차례 이상 그러는 분들도 있지요.

셋째, 출혈 때문에 걱정을 하는 분들입니다. 출혈이 자주 되는 분도 있고, 어쩌다 잊을 만 하면 출혈이 되는 분도 있습니다. 경험을 해본 분들은 아시겠지만, 변기 내에 빨갛게 피가 나와 있는 걸 보면 온갖 불길한 생각이 다 듭니다. 뿐만 아니라 다리에 힘이 빠지고 어지러운 것 같기도 하지요.

이런 세 부류의 치핵 중 첫째와 둘째 부류, 즉 탈항을 일으키거나 통증을 유발하는 치핵을 가진 분들은 사실 문제의 원인을 분명히 알 수 있기 때문에 수술을 할지 안 할지 등에 대해 의사와 상담도 하고 여러 가지를 고려해서 결정하시면 됩니다. 사실 크게 고민해야 할 일이나 바쁘게 서두를 일은 없지요.

그런데 문제는 세 번째 부류에 속한 분들입니다. 피가 나오는 치핵을 가진 경우이지요. 피가 나오면 우선 정말 치핵에서 나온 피인지 아니면 직장이나 더 깊은 장에서 나오는 피인지를 구분해야 할 필요가 있습니다. 치핵에서 나온 피는 대개 선홍색이고, 빨간 잉크가 풀어진 것처럼 변기 물이 빨갛게 물들어 있으며, 양도 상당히 많은 것이 보통입니다. 이렇게 선홍색 출혈이 많으면 오히려 암과는 관련이 없는 경우가 많습니다. 그래도 돌다리를 두드려 보듯 피가 날 때는 대장내시경검사를 받아 보는 게 좋습니다.

치핵 출혈이 자주 반복되면 빈혈로 진행되는 경우가 생각보다 많습니다. 출혈량이 꽤 많기 때문이지요. 그래서 자주 출혈이 되는 치핵은 빨리 수술을 받는 것이 건강에 좋습니다. 그때그때 땜질 치료를 하며 지내다 보면 어느새 심한 빈혈이 생기는 경우들이 종종 있기 때문입니다.

피나는 치핵을 빨리 수술해야 하는 또 다른 이유가 있습니다. 이런 치핵은 수술 중에도 출혈이 매우 많기 때문이지요. 수술 중에 출혈이 많으면 위험하기도 하고, 수술 과정도 너무 힘들어지지요. 수술이 힘들면 환자분도 좋을 게 없습니다. 수술 시간이 길어지는 것도 그렇고, 수술도 완벽하게 되지 않을 수 있고, 수술 후에 아무래도 이런저런 합병증들이 더 잘 생길 수 있으니까요.

이런 여러 이유들 때문에 피가 자주 나는 치핵은 가능하면 빨리 수술을 받는 게 좋습니다.

05.

항문 출혈이 심해서
치핵수술을 받으신 할아버님

92세가 되신 할아버님의 치핵수술을 해드린 적이 있습니다.

변을 보는데 변기 내에 가득 찰 정도로 시뻘건 피가 나와서 깜짝 놀라 대학병원 응급실을 방문하셨답니다. 위나 장의 혈관이 터져서 출혈이 되었을 가능성이 있다며 CT와 위내시경검사 등을 했는데 아무런 이상이 없어서 간단한 처치 후에 귀가를 하셨습니다.

그러나 이후에도 변을 볼 때마다 선홍색 피가 변기 물을 빨갛게 물들일 정도로 나와서 치핵수술을 받으신 따님의 권유로 저희 병원에 오셨습니다. 직장수지검사를 해보니 꽤 큰 치핵 덩어리에서 피가 난 것이 거의 확실했습니다. 그래도 바로 에스결장경검사를 해서 대장에 이상이 없다는 것을 재차 확인했습니다. 혈액 검사상으로는 벌써 중등도의 빈혈이 있었습니다. 더 이상 하혈이 지속되는 것은 고령인 연세를 감안할 때 매우 위험할 것으로 판단이 되어 바로 수술하기로 하였습니다.

간단한 수면마취를 한 후에 수술 부위에 국소마취주사를 놓고 30여 분에 걸쳐 수술을 해드렸습니다. 다시 출혈이 되지 않도록 깨끗하게 치핵 덩어리들을 다 제거한 후 꼼꼼하게 마무리를 해드렸고 이후부터는 반복된 출혈에서 해방될 수 있었습니다.

06.
갑자기 빠져나온 치핵

갑자기 빠진 치핵 때문에 극심한 통증을 느끼며 오신 환자분이 있었습니다. 전날 폭음을 한 후 갑자기 치핵이 부으면서 빠진 것입니다. 특히 회식 자리가 많은 연말에 이런 분들이 심심치 않게 옵니다.

진찰해 보니 시퍼렇고 탱탱하게 빠져나와 부어 있는 주먹만한 내치핵이 보기에도 안타까울 정도였습니다. 그래서 간단한 준비 끝에 오후에 수술을 해드렸습니다. 간호사도 긴장한 채로 어시스트를 하러 들어왔지만 사실 이런 치핵수술은 생각만큼 어렵지 않습니다. 더구나 수술 전에 심한 통증이 있었던 분들은 수술 후 통증을 잘 호소하지도 않습니다. 한마디로 드라마틱한 호전이지요.

이렇게 갑자기 치핵이 빠져나오면서 탱탱하게 부어오르는 것을 혈전성 감돈 내치핵이라고 부릅니다. 속에서 피가 엉기면 치핵 덩어리가 부으면서 커져 항문 밖으로 빠져나오게 되고 혈전에 의해 자극 받은 괄약근이 조여집니다. 그래서 빠진 치핵 덩어리가 항문 속으로 쉽게 되돌아 들어가지 못하는 상태가 되는 것이지요. 이렇게 되면 빠져나온 치핵 덩어리는 점점 더 부어오르면서 더 심한 혈전이 생기게 됩니다.

과음 후에 이런 현상이 잘 생기는 이유는 알코올 성분이 치핵 내의 혈관들을 확장시키고, 이들 혈관 속의 피가 정체되면서 엉겨붙고 이것이 굳기 때문이지요. 뒤이어 이차적으로 혈관이 터지면서 피가 혈관 주변으로 새어나오게 되는데 이때 혈전이 더 크게 형성됩니다.

이런 현상이 특히 겨울철에 잘 발생하는데 기온이 내려가면서 활동량이 줄어들고 그 결과 혈액순환이 정체되기 쉽기 때문이지요. 따라서 겨울철 과음은 치핵에 매우 좋지 않습니다.

이런 이유로 평소 치핵 증상이 있는 분들, 특히 가끔씩 치핵이 부으면서 아팠던 분들은 특별히 겨울을 더 조심해야 합니다.

07.
무통 치핵수술

무통 치핵수술에 대해 많은 분들이 관심을 갖고 있습니다. 당연한 일입니다. 영어 교과서에도 치핵수술을 notorious operation, 즉 '악명 높은 수술'이라고 기술했을 정도니까요. 그러니 많은 분들이 치핵수술을 겁내는 것도 충분히 이해됩니다.

그러다 보니 어떤 분들은 수술하는 동안에도 통증이 있는 줄로 오해를 하는데, 치핵수술 중엔 마취가 되어 있기 때문에 절대로 아프지 않습니다. 따라서 '무통 치핵수술'이란 '수술 직후부터 어느 정도 나을 때까지 통증이 없는, 좀더 정확히는 견딜 만한 치핵수술'을 말하는 것이라고 생각합니다.

그렇다면 왜 치핵수술이 교과서에서까지 악명 높은 수술이라고 불리게 되었을까요?

① 과거엔 치핵수술이 지금처럼 정교하지 못해 수술 후 부종이 생기는 경우가 많았고,

② 마취가 미흡해서 수술 후 통증을 충분히 억제하지 못했던 것도 원인 중의 하나였을 것입니다.

③ 수술 후 출혈되지 말도록 항문에 주먹만 한 거즈를 말아서 끼어 놓았으며,

④ 또 하나, 항문이 좁아지는 것을 예방하려는 목적으로 의사가 수술 후 회진 때마다 손가락을 항문에 넣었다 뺐다 했기 때문이지요.

제가 일부러 위에서 과거형 시제를 썼습니다. 그 이유는 요즘은 이전과 달라 통증이 과거처럼 그렇게 심하지 않다는 뜻이지요.

그렇다면 어떤 변화가 있는 것일까요?

① 과거보단 수술이 많이 정교해졌고,

② 마취제의 배합을 잘 해서 통증 억제 시간이 수술 후에도 상당히

오래 지속되기 때문이며,

③ 수술 후 항문에 주먹만 한 거즈를 끼어 넣는 병원도 거의 없으며,

④ 의사가 손가락으로 매일 항문 속에 집어넣는 경우도 거의 없고,

⑤ 무통주사, 즉 수술 후 며칠간 소량의 진통제를 지속적으로 주
입하는 특별한 장치를 사용해 통증 관리를 하기 때문입니다.

이 다섯 가지 중에 ②, ③, ④, ⑤는 거의 모든 병원들이 유사합
니다. 따라서, ①을 어떻게 하느냐에 따라 무통 치핵수술을 잘하
느냐 아니냐가 결정된다고 볼 수 있습니다. 즉 정교한 수술 여부
가 수술 후 통증에 가장 길게 그리고 가장 많이 영향을 주는 요인
입니다.

이러한 정교한 수술은 외과의사의 많은 경험과 노력을 통해서
만 가능해집니다. 결국 얼마나 정교한 수술을 하느냐가 치핵수술
외과의사의 실력인 것입니다. 수술이 정교하면 수술 후 통증의
주요 원인인 부종이 거의 생기지 않고, 수술 후 항문 모양이 항문
성형수술을 한 것처럼 매우 깨끗해지며, 재발률도 매우 낮아집니
다. 한마디로 모두가 바라는 가장 좋은 결과를 가져다주는 것이
지요.

결국 치핵수술을 잘하는 외과의사와 병원이 무통 치핵수술을
잘하는 외과의사와 병원입니다. 따라서 무통수술에 초점을 맞추

고 의사를 찾지 마시고, 치핵수술을 깨끗하게 하는 의사를 찾으십시오. 무통수술에 초점을 맞추다 보면 다른 판단 기준으로 병원을 선택하게 되고, 자칫 수술 결과가 안 좋을 수도 있기 때문입니다.

근치적인 치료가 되지 않아 바로 재발한다면 아무리 아프지 않게 수술을 한다 한들 무슨 소용이 있겠습니까? 치핵수술을 잘하는 병원과 의사를 찾으십시오. 무통은 자연스럽게 따라오는 결과일 뿐입니다.

08.

좌욕에 대한 모든 것:
좌욕 방법, 좌욕 효과, 좌욕물 온도

좌욕은 영어로는 sitz bath라고 하고, 한자로는 坐浴이라고 씁니다. 즉 '앉아서 하는 목욕'이라는 뜻인데 통 목욕이 아니고 항문을 포함한 엉덩이 부위만 물에 담그는 것을 말합니다. 엉덩이가 들어갈 만한 적당한 플라스틱 용기에 물을 담은 후 그 위에 앉아 있으면 되는데, 요즘은 좌욕 용도로 나온 플라스틱 좌욕기를 의료기 상회나 항문외과 병원에서 구입할 수 있습니다.

❖ 좌욕물

★ 좌욕물은 온수와 냉수를 수도에서 받아 적절히 섞어 사용하시

면 됩니다.

★ 간혹 멸균을 위해 물을 끓인 후 식혀서 사용하시는 분도 있는
데 이렇게까지 공을 들여야 할 이유가 없습니다. 수돗물도 매
우 깨끗한 물이며, 어차피 좌욕을 하게 되면 직장 속에 있던 변
찌꺼기로 물이 오염될 수밖에 없기 때문입니다.

★ 마찬가지로 좌욕물에 소독약을 탈 필요도 없습니다.

★ 죽염 등 소금을 넣는 분도 있는데 큰 의미가 없습니다. 좌욕의
효과는 물로 인한 세척과 항문에 전달되는 물의 온도에 의한
것이지, 좌욕물의 구성 성분에 따라 효과가 좌우되는 것이 아
닙니다.

❖ 좌욕물 온도

★ 체온과 비슷한 37~38°C 정도가 적당합니다. 손을 넣어 따뜻한
느낌이 들 정도면 됩니다. 따끈하다 생각되면 너무 뜨거울 가
능성이 높습니다.

★ 항문에 통증이 있으면, 이열치열의 이치로 너무 뜨겁게 좌욕
을 하게 되는 경향이 있습니다. 따라서 반드시 손으로 좌욕물
의 온도를 가늠한 후 좌욕을 시작해야 합니다. 참고로 혈전이
나 수술 상처로 인한 통증 때문에 항문의 온도 감각은 무디어

져 있다는 것을 기억해야 합니다. 그래서 좌욕 전에는 꼭 손으로 물의 온도를 확인하는 것이 필요합니다. 그렇게 하지 않고 엉덩이에서 느끼는 온도로 뜨거움의 정도를 판단해 좌욕을 하면 화상을 입기 십상입니다.

★ 이렇게 너무 뜨거운 물에 좌욕을 하다가 자칫 항문 주위 피부나 점막에 화상을 입는 분들이 있습니다. 특히 수술 직후에 뜨거운 좌욕으로 수술 상처에 화상을 입으면 상처 치유가 잘 되지 않아 고생할 수도 있습니다. 뜨거운 좌욕은 오히려 손해를 본다고 생각하시면 됩니다.

❖ 좌욕 시간과 횟수

★ 한번에 3~5분간 하며 변을 본 직후를 포함해서 하루 2~3회 좌욕을 하면 좋습니다.

★ 변을 너무 자주 볼 때는 매번 좌욕을 하는 대신에 몇 번은 샤워기로 간단히 씻어주는 게 더 좋습니다.

★ 너무 긴 시간 혹은 자주 좌욕을 하면, 가려움증 발생 등 항문 주위 피부에 좋지 않은 영향을 줄 수 있습니다.

❖ 좌욕을 언제 해야 하나?

제일 중요한 내용입니다.

★ 항문에 통증이 있을 때

① 항문 통증은 대개 항문괄약근이 경련을 일으킬 때 발생합니다. 직접 원인으로는 혈전, 치열 상처, 수술 상처 등이 있으며, 이런 원인들로 인해 자극을 받은 괄약근이 경련을 일으키며 통증이 발생합니다.

② 따라서 항문 통증이 있을 때 온수 좌욕을 하면 통증이 많이 줄어듭니다.

단, 몸살기가 있으면서 항문이 우리하게 아프고 시간이 가면서 더 심해질 때는 항문주위농양일 가능성이 있습니다. 이때는 좌욕을 하면서 시간을 끌면 위험합니다. 빨리 병원에 가서 농양을 절개하셔야 합니다.

★ 항문에 혈전이 생겼을 때

① 혈전이 생기면 혈전이 괄약근을 자극해 경련을 일으키기 때문에 통증이 발생합니다.

② 따라서 혈전이 생겼을 때 온수 좌욕을 하면 통증이 많이 가라앉습니다.

③ 또한 온수 좌욕은 혈전이 녹는 것을 촉진시켜 빨리 가라앉
게 해줍니다.

★ 항문에 상처가 생겼을 때

① 치열이 있는 분들은 변을 볼 때 항문이 찢어져 통증과 출혈
이 나타날 수 있습니다. 온수 좌욕은 상처 자극에 의한 괄약
근의 경련을 이완시켜 줌으로써 통증을 줄여줄 뿐만 아니
라, 혈액순환을 촉진시켜 상처가 빨리 낫도록 해줍니다.
② 치핵수술 후에도 온수 좌욕을 하면, 혈액순환이 좋아져 상
처가 잘 나을 뿐만 아니라 상처 때문에 생기는 괄약근 경련
통증을 효과적으로 가라앉힐 수 있습니다. 또한 좌욕은 수
술 상처를 세척하여 감염을 예방하는 효과도 있습니다.

❖ 좌욕, 언제까지 하나?

좌욕은 통증이 사라질 때까지만 하면 됩니다. 변을 볼 때 통증이
없으면 상처가 다 나은 것이기 때문에 더 이상 좌욕을 할 필요가
없습니다. 그 이상의 좌욕은 되려 해가 될 수 있습니다.

❖ 좌욕, 치핵 예방이나 수술 후 치핵 재발의 예방에 도움이 되나?

전혀 그렇지 않습니다. 오히려 불필요한 좌욕은 치핵 진행을 조장할 수 있습니다. 많은 분들이 수술 후 치핵 재발을 예방하기 위해 습관적으로 온수 좌욕을 합니다. 그러나 좌욕은 괄약근을 이완시키고 혈관을 확장시키기 때문에 치핵 재발 가능성을 높일 수 있습니다. 따라서 좌욕은 수술 상처가 있거나 통증이 있는 동안에만 하는 것이 좋습니다.

좀더 나아가, 치핵을 고치겠다고 하루 몇 번씩 꼬박꼬박 좌욕을 하는 분들이 있습니다. 갑작스럽게 생긴 혈전으로 통증이 생겼을 때는 좌욕을 하는 것이 좋습니다. 그러나 평소 통증이 없는데, 좌욕을 습관적으로 계속 하면 없어지는 게 아니라 오히려 치핵이 커질 수 있습니다.

치핵의 진행을 억제하기 위해서는, 좌욕을 할 게 아니라, 화장실 사용을 짧게 하고, 변비가 생기지 않도록 하고, 쪼그리고 앉거나 오래 앉아서 일을 하는 것을 피하고, 복압이 지나치게 올라가는 운동이나 활동을 피하는 것이 좋습니다. 지나친 음주도 좋지 않습니다. 가끔씩 항문을 오므려주는 운동도 도움이 됩니다.

수술 후 치핵의 재발을 예방하기 위한 최선의 방법은 깨끗하고 확실한 수술을 받는 것이지 이런저런 조심을 하거나 좌욕을 계속 하는 것이 아닙니다. 수술이 깨끗하게 잘 되면 사실 치핵 재발에 크게 신경을 쓰지 않아도 됩니다.

좌욕! 너무 열심을 내면 손해를 볼 수 있습니다.

❖ 좌훈, 도움이 되나?

좌훈에 대해서는 개인적인 경험이 없습니다. 그러나 저희가 아는 지식의 범주 안에서 말씀드리면, 좌훈이 좌욕에 비해 특별히 더 나을 이유가 없다고 생각합니다. 온수 좌욕의 효과는 물에 의한 세척 효과와 물을 통해 전달되는 온도에 의한 효과입니다. 따라서 쑥 등 특정한 재료를 가열한 증기를 쐰다고 특별히 더 좋을 일이 없다고 생각됩니다. 게다가 좌훈이란 것은 세척효과가 전무하며 온수처럼 일정한 온도를 일정 시간 동안 전달하는 게 쉽지 않을 것 같습니다. 너무 뜨거운 김을 쐐서 항문 점막과 피부에 화상을 입은 분을 본 적도 있습니다.

09

치핵치료법 총정리

지금으로부터 비교적 가까운 시기에 사용되었거나 혹은 현재 사용되고 있는 치핵치료법을 총망라해 설명드리겠습니다. 저희의 부족으로 인해 빠진 치료법이 있을 수도 있다는 점을 말씀드립니다.

❖ 괴사제 주사(necrotherapy)

지금처럼 의료시스템이 확립되고 정상적인 치핵치료가 보편화되기 전인 70년대 이전에 이런 치료법들이 음성적으로 많이 시행되었습니다. 무자격자 소위 돌팔이들에 의해 주로 시행되었습니다. 외과 역사를 보면 20세기 초반에 미대륙 횡단열차를 타고 떠돌아

다니는 돌팔이들에 의한 무분별한 괴사제 주사로 인해 사망자가 발생하는 등 미국에서 크게 사회 문제가 된 적이 있고 이후 이런 치료는 자취를 감추었습니다.

그러나 우리나라에서는 열악한 의료환경으로 인해 비교적 근래까지 행해지고 있었던 것 같고 현재도 간간히 시행되고 있을 가능성이 있습니다. 나름대로의 비방이 있다고 하나 대개 살을 썩히는 화학 성분으로 구성되어 있으며, 심지어는 청산가리가 포함되는 경우도 있다고 들었습니다.

정확히 치핵조직 내에만 선택적으로 괴사제가 주입될 수 있다면 이론적으로 문제될 게 없지만 현실적으로 이런 정확한 괴사제 주입은 불가능한 일입니다. 그 결과 괄약근을 비롯한 주변 조직에 괴사제가 무작위로 침투돼 심각한 후유증이 많이 발생했으며, 오염된 괴사제 주사로 인해 패혈증 발생과 사망사고가 발생하기도 했습니다. 효과 여부를 떠나 인체에 절대적으로 유해한 물질을 주입한다는 것은 전적으로 불법 행위입니다.

❖ 냉동요법(cryotherapy)

이 치료법은 1980년대부터 1990년대 초반까지 한동안 최첨단 치핵치료법이라며 사용된 적이 있습니다. 치핵 덩어리를 영하 40℃ 이하로 급속 냉동 괴사시켜 떨어뜨리는 치료법입니다. 썩혀 떨어뜨린다는 측면에서는 괴사제 치료와 유사하지만, 물리적 손상을 이용하는 치료법이라는 점과 손상 부위를 어느 정도 통제할 수 있다는 점이 다릅니다. 그러나 실제에 있어서는 괴사 부위 상처가 낫는 데 너무 오랜 시간이 걸리고, 냉동 범위 통제의 정밀성이 떨어져 손상 범위가 커지거나 반대로 미흡한 치료가 되는 등의 여러 단점들 때문에 지금은 거의 사용되지 않는 치료법입니다.

❖ 경화주사요법(sclerotherapy)

20세기 초반 돌팔이들에 의한 괴사제 치료가 미국의 사회문제로 대두되면서 미국의사협회에서 당시 사용하던 괴사제에서 독성을 제거한 용액을 연구개발해 사용하게 된 데서 기원을 찾을 수 있습니다. 페놀과 올리브오일 등을 섞어 만든 경화제는 주사기로 주입된 부위의 피부나 점막을 괴사시키는 대신 염증을 유발하여 단단한 섬유조직으로 변화시키는 효과를 발휘합니다. 출혈이 자주 되는 치핵의 치료 등에 사용되기도 하나 그 효과가 미미하고, 재발하는 경우가 많아 근래에는 특별한 경우 외에는 거의 사용되지 않습니다.

❖ 알타주사요법

원래 중국에서 개발되어 사용되기 시작한 일종의 경화제인데 근래 일본에서 성능을 개선해서 좋은 효과를 봤다는 연구 결과 이후 국내에도 수년 전부터 도입되어 일부 병원에서 시행되고 있는 치료법입니다. 큰 틀에서는 과거의 경화주사요법과 약제만 바뀌었을 뿐 달라진 것은 없습니다. 저희는 개인적으로 이 치료법에 대해 특별한 경험이 없기 때문에 단정적으로 말씀드릴 수는 없지만 결국 이 치료도 당장 수술을 할 수 없는 사정이 있거나 건강이 허락하지 않는 노령자분들께 차선책으로 사용될 수 있는 임시적인 치료법이라고 생각합니다. 즉 근치적 치핵수술을 대체할 수 있는 치료법은 아닙니다.

❖ 적외선응고법(infrared coagulation)

일종의 소작술입니다. 소작술이란 태우는 치료라는 뜻입니다. 이런 소작술은 히포크라테스 시대 이전부터도 심한 치핵을 대상으로 시행되던 치료법입니다. 사실 근대 의술이 발전하기 이전 인류 역사의 전 기간을 통해 묶고 태우는 방법 외에 특별한 외과적 치료 수단이 없었던 게 사실이지요. 다만 그 당시의 소작술은 불에 달구어진 쇠꼬챙이를 사용했다면 지금에 와서는 좀더 세련된 방법으로 조직을 태운다는 사실만 달라진 것입니다.

적외선응고법은 달구어진 쇠꼬챙이 대신 보다 세련된 적외선 열 장치를 통해 치핵조직을 태우는 방법입니다. 이를 위해 특별하게 고안된 장치가 사용됩니다. 이런 적외선응고법도 1990년대에 유행처럼 번지기도 했지만 그 효과가 미미하고 일시적이라서 현재는 거의 사용되지 않고 있습니다.

❖ 직류전기소작술(ultroid)

1990년대에 또 다른 소작술들이 연속해서 등장했는데 그런 치료들 중의 하나가 울트로이드^{Ultroid}라는 직류전기소작술이며 다음에 설명드릴 교류전기소작들도 또 다른 아류입니다. 더 이상 설명을 드리지 않아도 짐작하시겠지만 유행하는 듯하다가 슬그머니 자취를 감추게 된 치료법입니다.

❖ 교류전기소작술(bipolar cauterization)

또 하나의 소작술인 이 방법도 일부 병원에서 사용하는 듯하다가 슬그머니 자취를 감추었습니다. 이와 같이 모든 소작술은 소작술 자체가 갖고 있는 한계를 결코 벗어날 수 없습니다. 현재까지 등장한 소작술이 다 그런 운명을 겪었고, 앞으로도 혹시 새로운 소작 치료법이 나타난다고 해도 역시 같은 길을 갈 가능성이 높습니다.

❖ 실로 묶는 법

큰 비법인 것처럼 이런 치료를 선전하는 데가 아직도 있습니다만, 실로 치핵을 묶어 주는 치료는 기원전 히포크라테스 때도 행해지던 지극히 원시적인 치료법입니다. 괴사제처럼 위험한 치료는 아니지만, 근치와는 거리가 먼 치료법이고, 시술 후 장기간 극심한 통증이 있을 수 있습니다. 또한 이런 치료를 하는 데서는 이해할 수 없는 높은 치료 비용을 요구한다고 들었습니다. 요즘 시대에 소달구지를 끌고 나와서 택시 영업을 하려는 것과 같습니다. 나름의 정취가 있을지는 모르겠습니다.

❖ 고무밴드결찰술(rubber band ligation)

고무밴드로 치핵조직을 묶어 줌으로써 혈액순환을 차단시켜 결국 썩혀 떨어뜨리는 방법입니다. 여성들이 고무밴드로 머리를 정리해 묶는 것과 비슷합니다. 이를 위해 특별히 고안된 장치를 사용해서 항문 속의 치핵조직을 당긴 후 고무밴드를 장착합니다. 결국은 치핵을 실로 묶는 방법과 비슷하지만 큰 차이가 있습니다.

고무밴드결찰술은 해부학적인 면을 고려하여 항문 속 깊은 곳의 내치핵만을 치료대상으로 삼고 있는데 반해, '실로 묶는 방법'은 보통 무자격자에 의해 시행되면서 이런 해부학적인 고려 없이 모든 치핵을 용감하게(?) 묶기 때문에 극심한 통증과 상처 지연치유 등의 합병증이 빈발합니다.

고무밴드결찰술도 적절한 대상 즉 심하지 않은 출혈성 치핵을 일정기간 임시적으로 개선시키는 효과는 있습니다. 그러나 얻어지는 효과에 비해 이차출혈의 빈도가 상대적으로 높으며, 결국은 대부분이 단기간 내에 재발하므로 요즘은 잘 시행되지 않고 있습니다.

❖ 치핵 동맥결찰술(HAL)

이 치료법은 좀더 해부학적인 근거를 제시하며 사람들을 설득하려 했던 치료법입니다. HAL이란 약자가 Hemorrhoidal Artery Ligation, 즉 치핵동맥결찰술이란 의미입니다. 다시 말씀드려서 치핵으로 공급되는 동맥을 도플러 장치를 사용해 찾아서 선택적으로 묶어주면 혈관조직으로 이루어진 치핵은 혈액공급을 받지 못해 자연스럽게 사라질 것이라는 이론입니다.

그러나 유감스럽게도 치핵은 위에서 내려오는 치핵동맥에서만 혈액공급을 받는 것이 아니라 바닥, 즉 괄약근을 뚫고 올라오는 혈관에서도 혈액을 다량으로 공급받고 있다는 사실을 간과한 치료법입니다. 이외에도 치핵의 혈관들은 복잡한 거미줄 형태의 네트워크를 이루고 있습니다. 몇몇 곳의 동맥이 차단된다고 해도 다른 경로를 통해 혈액을 공급받는 구조를 가지고 있기 때문에 근치적인 치료법이 될 수 없습니다.

　그리고 설령 이 이론이 맞는다 해도 굳이 비싼 장치를 사용해서 복잡하게 시술할 것이 아니라 간단하게 직접 눈으로 확인하며 혈관을 수술 바늘을 사용해 결찰해주는 것이 기술적으로도 훨씬 쉽습니다. 결국 이 치료도 또 하나의 해프닝이라고 볼 수밖에 없습니다.

　이상에서 살펴보았듯이, 특별난 치핵치료법으로 소개되고 유행했던 치료법은 결국 치핵 덩어리를 경화제 주사나 혈관을 차단해 쪼그라들게 하거나, 괴사제주사 냉동 결찰 등으로 썩혀 떨어뜨리거나 태워서 제거하는 방법들입니다. 그리고 모두가 공통적으로 뚜렷한 한계를 가지고 있습니다.

❖ PPH(Procedure for Prolapsing Hemorrhoids): 원형자동문 합기를 이용한 치핵절제술

이 수술법은 1993년에 Antonio Longo라는 이태리 외과의사가 직장암 수술 시 항문을 통해 장을 이어주던 자동문합기를 사용해 항문 속에 있는 내치핵 부위를 도넛 모양으로 잘라내면서 시작되었습니다. 그러나 정확히는 내치핵 자체를 잘라내는 것이 아니라 내치핵 위쪽의 직장 점막, 즉 통각신경이 없는 부위를 도넛 모양으로 절제를 한 후 아래쪽 절단 부위를 위쪽으로 당겨 올려서 다시 봉합해 줍니다. 치핵이 아니라 위쪽의 직장 점막을 절제하는 이유는 문합기로 치핵을 직접 절제하면 극심한 통증으로 쇼크를 일으킬 수도 있기 때문입니다. PPH를 시행하는 의사들은 이렇게 하면 아래쪽 치핵조직들이 당겨져 올라가고 위로부터의 혈액공급이 차단되기 때문에 치핵이 사라진다고 주장합니다.

그러나 이런 주장은 희망사항일 뿐입니다. 위로부터의 혈액공급을 차단해도 효과가 거의 없다는 것은 이미 앞에서 말씀드린 치핵동맥결찰술[HAL]에서 충분히 설명을 드렸고, 아래에 있던 치핵이 조금 더 당겨져 올라간들 치핵이 위치만 더 깊은 항문 안쪽으로 이동했을 뿐 여전히 속에 남아 있다고 봐야 할 것입니다.

그리고 수술을 받을 정도로 치핵이 진행된 분들은 이렇게 내치핵만 달랑 있는 것이 아니라 항문 바깥쪽으로도 외치핵이 함께 진행된 경우가 대부분입니다. 그래서 요즘 들어서는 내치핵 윗부분까지 포함할 수 있도록 초기 방식보다 조금 아래 부위를 원형 절제하거나 기존 방식대로 시술을 하되 큰 내치핵과 외치핵은 외과적인 절제를 추가로 해주기도 합니다.

그러나 PPH의 도입 명분이 통각신경이 없는 직장 부위만을 절제함으로써 수술 후 통증이 없고 직장 복귀가 빠르다는 것인데, 통증에 특히 민감한 내치핵과 외치핵을 추가로 절제하면 도입 명분이 무색해지는 것이지요. 그렇다면 무엇을 위해 추가 비용을 부담하면서 이렇게 복잡하게 수술을 하는지 의문이 들지 않을 수 없습니다. PPH는 결국 근치적인 치핵수술법이 될 수 없고 고무밴드결찰술의 확대판 정도로 평가될 수 있다고 생각합니다.

❖ 레이저 치핵수술

레이저수술은 많은 환자분들을 혼란에 빠뜨린 대표적인 치료법입니다. 레이저라는 이름이 갖는 '첨단'적인 이미지 때문에 이름 자체만으로도 큰 기대를 갖게 만들었습니다. 그래서 한때 상당히 유행했고, 레이저수술을 하지 않는 의사는 시대에 뒤처진 의사로 취급받기도 했습니다.

그러나 레이저수술은 치핵을 잘라낼 때 가위 대신 레이저로 태워서 절단하는 수술일 뿐입니다. 즉 수술법이 다른 게 아니라 도구가 다를 뿐입니다. 그런데 이렇게 태우는 방법으로 치핵을 잘라내는 레이저수술은 주변에 화상을 입히기 때문에 정교한 수술이 불가능합니다. 결국 높은 재발률로 이어지는 결과를 초래하게 됩니다.

1990년대 중반, 레이저수술이 한참 붐을 이룰 당시 저희를 비롯한 몇몇 소수의 외과의사들이 이런 문제점을 간파하고 레이저수술이 과대평가되는 것을 바로잡기 위해 상당히 애썼습니다. 이 과정에서 저항도 있었지만 결국 시간이 흐르며 레이저수술을 받은 분들의 좋지 않은 결과가 실제로 확인되면서 레이저수술에 대한 환상이 깨지게 되었고, 요즘에 이르러서는 거의 사라진 치료법이 되었습니다.

❖ 색소레이저 치료

레이저수술의 새 버전이 바로 색소레이저 치핵치료법입니다. 혈관 내에 특정 색소를 주입한 후 특수 레이저를 쏘이면 이 색소가 들어 있는 혈관만 파괴되기 때문에 치핵조직만 선택적으로 없앨 수 있다는 이론입니다. 그러나 처음 이에 대해 들었을 때 잠깐 스쳐지나가는 또 하나의 치료법이 될 것이라고 직감했습니다. 그래서 한 언론매체와의 전화 인터뷰에서 이런 생각을 솔직히 말한 적이 있었는데 이 인터뷰 기사를 보고 어떤 분이 항의 전화를 했습니다. '평소 존경하던 선생님께서 치핵치료법의 새로운 발전에 대해 무지한 언급을 했다는 게 믿어지지 않는다'는 취지의 전화였습니다. 그러나 이후 어떤 경로를 통해서도 색소레이저 치료가 획기적인 새로운 치료법으로 자리잡았다는 이야길 들어본 적이 없습니다.

❖ 리가슈어 치핵수술

가장 최근에 새로 등장한 치핵수술법입니다. 복강경수술에서 수술 부위를 출혈 없이 절단하기 위해 사용되는 리가슈어라는 초음파 절삭기구를 사용해 치핵을 잘라낸다고 합니다. 정확히는 초음파에 의해 발생한 고열로 치핵을 절제하는 방식입니다.

내세우는 장점은 수술 가위로 치핵을 잘라낼 때보다 출혈이 적고 수술 후 통증이 적으며 회복이 빠르다는 것입니다. 그러나 고열로 치핵 덩어리를 잘라낸다는 개념은 결국 과거의 레이저수술과 다를 바가 없습니다. 즉 수술 칼과 가위로 치핵을 잘라내는 정통적인 치핵수술과 달리 정교한 수술이 되지 않을 가능성이 높아 보입니다. 정교함이 떨어지는 수술은 당연히 재발로 이어질 가능성이 높습니다. 수술 후 통증이 적고 회복이 빠르다고 해도 재발이 많다면 아무 의미가 없습니다. 추가 비용을 내야 하는 것도 부담일 수 있습니다.

❖ 치핵절제술(conventional hemorrhoidectomy)

밀리건-모건 치핵수술법, 점막하절제술 등 교과서에 실린 많은 수술법들, 즉 현재 일반적으로 널리 사용되고 있는 수술법은 스스로는 '치핵근치술'이라고 말하고 있으나, 저희가 보는 견지에서는 치핵을 근치시킬 수 있는 수술법이 아니라는 의미에서 '치핵절제술'이라고 명명하고자 합니다.

적어도 치핵근치술이라고 하려면 최소 10년 재발률이 5%를 넘어서는 안 된다고 생각합니다. 그러나 경험을 통해 볼 때, 일반적으로 시행되고 있는 대부분의 치핵수술은 장기간 재발률이 꽤 높은 게 사실입니다. 실제로 관심을 갖고 보면, 수술한 지 3~4년도 되지 않아 재발한 분들을 주변에서 흔히 찾아볼 수 있지요. 따라서 이들 수술들을 아래에서 설명드릴 '치핵근치술'과 구분되는 개념으로 '치핵절제술'이라고 명명하는 것이 크게 잘못된 것은 아니라고 생각합니다.

❖ 치핵근치술 (radical hemorrhoidectomy)

최소 10년 재발률이 5% 미만인 수술법을 치핵근치술이라고 불러야 한다고 저희의 의견을 말씀드렸는데, 문제는 이 정도의 완치율을 갖는 치핵수술법을 의료 현실에서 거의 찾아볼 수 없다는 것입니다. 이런 근치적 수술법을 가로막고 있는 큰 장벽이 있기 때문입니다. 그 장벽은 바로 많은 외과의사들이 갖고 있는 '항문쿠션'이라는 개념이라고 저희는 생각합니다. 치핵절제술과 치핵근치술이 나뉘는 경계선이 바로 이 '항문쿠션anal cushion'을 인정하느냐 인정하지 않느냐에 있다고 봐도 과언이 아닙니다.

많은 의사들이 항문쿠션이 항문에 실제로 존재하고 있고 또 필요하기 때문에 치핵수술을 할 때 항문쿠션으로 생각되는 조직들을 남겨놓아야 된다고 주장합니다.

그러나 저희는 이런 주장을 전적으로 배척합니다. '항문쿠션'은 마치 '용'처럼 실제론 존재하지 않는 가상의 개념이며, 이분들이 항문쿠션이라고 부르는 것이 실은 치핵조직의 일부일 뿐이라는 게 저희의 생각입니다.

이렇게 항문쿠션의 존재를 인정하느냐 하지 않느냐에 따라 항문쿠션으로 생각되는 조직을 남기느냐 남기지 않느냐가 결정되고 결국 재발률에 영향을 미쳐, 저희가 임의적으로 구분한 치핵절제술과 치핵근치술이 나뉘게 되는 것입니다.

수술 원칙에 대한 이런 논쟁이 일반인들께는 판단하기 너무 어려운 내용일 것입니다. 그러나 이론적인 논쟁보다 더 중요한 것은 실제적인 결과입니다. 저희의 오랜 경험을 통해 확신하는 것은 치핵 재발의 주 원인은 바로 남겨진 치핵조직 때문이라는 것입니다. '항문쿠션'을 인정하지 않고 모든 걸 절제해낸 저희의 지난 치핵수술 결과가 이런 확신을 웅변적으로 뒷받침해주고 있습니다. 20~30년째 재발 없이 잘 지내시고 있다고 굳이 찾아와서까지 말씀해주시는 분들이 많이 있습니다.

❖ 좌욕 (sitz bath)

이젠 좀 다른 부류의 치료법들에 대해 설명드리겠습니다. 일명 대증요법들입니다. 그 대표적인 것이 좌욕입니다.

흔히들 좌욕을 꾸준히 하면 치질을 예방할 수 있고, 치핵수술 후에 좌욕을 꾸준히 하면 치핵의 재발을 예방한다고 생각하시는 분들이 있습니다. 그러나 저희의 의견은 정반대입니다. 좌욕을 습관적으로 하면 오히려 치핵의 진행을 조장할 수 있습니다. 항문 혈관을 확장시키기 때문입니다.

따라서 좌욕은 항문에 상처가 나서 피가 나고 아픈 경우나, 수술 직후 상처가 다 낫지 않은 상태에서만 시행하는 것이 좋습니다. 온수 좌욕은 혈관을 확장시켜 피가 많이 공급되게 함으로써 상처 치유를 돕고, 긴장된 괄약근을 이완시킴으로써 통증을 줄여주기 때문입니다.

❖ 좌훈

간혹 의료기를 판매하는 업체에서 좌훈에 대해 홍보를 하는 것을 볼 수 있습니다. 좌훈이란 무엇인가를 끓이거나 태워서 나오는 김이나 연기를 항문 부위에 쐬는 것을 말하는 것 같습니다. 그러나 거기서 나오는 김이나 연기가 항문주변 피부나 혹은 상처에 무슨 특별한 약리 작용을 갖고 있지 않는 한, 좌훈의 효과는 김이나 연기가 갖고 있는 온도에 의한 효과 이상은 없을 것입니다. 그러나 온도를 이용한다는 정도의 의미라면 좌욕이 훨씬 더 효과적일 것입니다. 온도를 유지하고 전달하는 수단으로는 물이 공기보다 훨씬 더 좋기 때문입니다. 또한 좌욕은 김을 쐬는 것으로는 할 수 없는 세척효과도 갖고 있습니다. 따라서 저희로서는 좌훈의 이점에 대해 동의할 수 있는 게 전혀 없습니다.

❖ 내복약

치핵 내복약으로 나온 약제들이 있습니다. 이 약들은 대부분 혈액순환 개선제로서 애초 하지정맥류 등에 사용하기 위해 개발되었습니다. 그러나 이런 혈액순환 개선제만으로 치핵을 완치시키거나 큰 개선효과를 볼 수는 없습니다. 따라서 이들 치핵 내복약은 갑자기 생긴 항문 출혈을 개선시키기 위한 목적 정도로 잠시 사용될 수 있다고 생각합니다. 노파심에 한번 더 반복해서 말씀드리면, 치핵 내복약을 장기간 복용한다고 치핵이 좋아지거나 없어지는 것은 아닙니다.

❖ 좌약 및 연고

치질 연고나 좌약도 비슷한 의미입니다. 치핵 자체를 개선시키거나 완치시킬 수는 없습니다. 다만 갑자기 항문에 상처가 생겼거나 치핵 출혈이 있을 때 통증을 완화하고, 감염을 예방하고, 출혈을 빨리 멈추게 하기 위한 목적으로 사용될 수 있습니다. 치질 좌약이나 연고를 오래 쓴다고 해도 치핵 자체를 개선시키지는 못합니다.

❖ 맺는 말씀

이상에서 드린 설명은 치질의사로서의 여러 경험을 통해 얻게 된 저희의 개인적인 의견입니다. 그래서 저희의 의견만이 100% 옳다고 고집할 생각은 없습니다. 이런 내용에 동의하지 않거나 적극적인 반대 의사를 가진 분들도 있을 수 있다고 생각합니다. 결국 모든 판단은 독자들의 몫입니다. 저희의 의견뿐만 아니라 다른 분들의 의견도 들어보시고, 특히 실제로 수술이나 기타 치료를 통해 경험해 본 분들의 말씀을 들어보시고 지혜롭게 각자 판단하시면 좋겠습니다. 외과치료는 한 번의 시술로 성공하는 것이 가장 좋기 때문입니다.

한 가지 꼭 기억하실 것은, 어떤 특정한 치료법의 결과가 좋았다는 주장을 판단할 때는 그 비교 대상이 무엇인지를 꼭 확인해 보셔야 합니다. 많은 경우에서 효과가 미미한 다른 치료와 비교해서 해당 치료법의 효과가 더 좋다거나 비슷하다고 이야기를 하기 때문이지요. 마치 도토리 키 재기를 하면서 자기가 조금 더 크다고 자랑하는 것과 같습니다. 그러다 보니, 각 치료법들의 설명을 들어보면 좋지 않은 치료법이 하나도 없을 뿐만 아니라 더 나아가 마치 가장 이상적인 치료법인양 착각을 하게 만듭니다.

따라서, 10년 재발률 5% 미만을 기준으로 하는 치핵근치술을 비교 대상으로 할 때만 어떤 특정한 치료법의 효과를 객관적으로 판단할 수 있습니다. 이 부분을 잘 기억하시는 게 좋습니다.

10.
치핵수술을 대신할 수 없는 고무밴드결찰술

엊그제 치핵수술을 해드린 30대 초반의 여성분이 있습니다. 수 개월 전 타 병원에서 고무밴드결찰술이란 치료를 받았으나 여전히 살이 늘어져 있고, 탈항이 되는 등의 불편이 지속돼서 오신 분이었습니다. 고무밴드결찰술 후 치료효과가 좋지 않자 인터넷을 통해 많은 내용들을 찾아보고 오셨답니다. 자신의 이야기를 듣고 친한 친구 몇 분도 같은 치료를 받았는데 역시나 효과가 별로인데다 한 사람은 치료를 받고 통증이 심해 쇼크까지 났었다는 것입니다.

'치핵치료법 총정리'에서 '고무밴드결찰술'에 대해 설명을 드렸습니다만 간단히 다시 한번 말씀드리겠습니다. 고무밴드결찰술은 실이나 머리카락으로 빠져나오는 치핵 덩어리를 묶어서 썩혀 떨어뜨리는 아주 오랜 치료에 그 뿌리를 두고 있습니다. 기원전 히포크라테스 때(460-370 BC)도 있었던 치료법이지요.

고무밴드결찰술은 이런 원시적인 치료를 좀더 의학적으로 개선한 치료법입니다. 즉, 특별한 장치를 개발해서 시술을 좀더 편리하게 할 수 있도록 개선하였고, 무엇보다도 치핵 덩어리를 묶는 위치를 항문 속 치상선이란 구조 안쪽에 있는 것만 묶어서 시술 시 심한 통증이 발생하지 않도록 한 것 등입니다. 그러나 실제론 위의 한 친구분이 겪은 것처럼 심한 통증으로 인해 고통을 받는 경우도 많이 있습니다.

고무밴드결찰술은 사실 지금으로부터 약 20여 년 전에 가장 활발히 시행되었습니다. 당시엔 치핵수술을 대체할 수 있지 않겠는가 하는 기대감까지 일부 있었습니다. 그러나 이후 치료 경험이 누적되면서 그런 기대는 완전히 사라졌습니다. 일시적인 호전은 있었지만 얼마 되지 않아 거의 대부분에서 재발되었기 때문입니다.

따라서 이 치료법은 특별한 경우에만 시행해야 합니다. 한 예로 연세가 너무 많거나 지병이 있어 수술을 받을 만한 건강 상태가 되지 않음에도 불구하고 치핵 출혈이 심한 경우 등입니다. 그러나 밴드결찰술 후 다량의 이차출혈이 발생할 수 있고 묶은 치핵 덩어리에 감염이 되는 합병증 등이 생길 수도 있기 때문에 오히려 더 위험할 수도 있습니다. 따라서 고무밴드결찰술은 가급적 시행하지 않는 것이 좋다는 게 저희의 판단입니다.

수술을 받으시면서 그 여성분이 몇 번이고 말씀을 하더군요.

"괜히 바보같이 이것저것 고민하고 엉뚱한 짓을 했어요. 처음부터 확실하게 수술받으러 오는 건데. 하긴 이제라도 온 건 잘 한 거지요? 그리고 예쁘게 수술해주세요."

수술 다음날 매우 밝은 모습으로 "잘 나으면 고생하고 있는 친구들도 소개해드릴게요." 하며 퇴원을 했습니다. 아무리 뭐라 해도 제대로 하는 치핵수술을 대체할 치료법은 이제껏 없었고, 앞으로도 없을 것이란 것이 저희의 확신입니다.

11.
치핵, 있으면 다 수술해야 하나?

치핵이 매우 흔한 병이란 것은 이미 말씀드렸습니다. 대장항문전문의사나 의학기자들이 쓴 의학칼럼을 읽어보면 성인의 50%가 치핵을 갖고 있다는 내용을 쉽게 찾아볼 수 있습니다. 이런 글을 읽으며 '치핵이 그렇게 많아?'라며 놀라는 분들이 있습니다. 그러나 실은 이보다 훨씬 더 흔한 질병입니다. 훨씬 더 흔한 정도가 아니라 모든 성인이 다 갖고 있다고 해도 크게 틀리지 않습니다. 변을 보는 것을 비롯해, 앉고 일하고 운동하는 일상생활이 바로 치핵 발생을 조장하는 것이니까요. 그러니까 웬만큼 나이가 든 사람은 모두 치핵이 있다고 봐도 됩니다. 실제로 대장내시경을 하다 보면 치핵이 없는 분은 거의 찾아볼 수가 없습니다. 그렇다면 이분들은 모두 치핵수술을 받아야 하는 것일까요? 그렇지 않습니다.

치핵수술은 백내장수술에 이어 국내 다빈도 수술 2위를 차지할 정도로 많이 시행되고 있는 것이 사실입니다. 2019년도 한 해에 16만 4천여 건이 시행돼 외과수술로서는 독보적인 1위입니다. 몇 해 전, 한 대학교수님이 현재 시행되는 치핵수술의 90%는 하지 않아도 될 수술이라고 인터뷰를 하는 바람에 개원가로부터 많은 비난을 받았는데 그만큼은 아니더라도 치핵수술이 필요 이상으로 많이 시행되고 있는 것은 사실입니다. 진료를 하다 보면 "대장내시경검사에서 치핵이 있다고 해서 수술을 받으러 왔어요."라고 말씀하는 분들이 종종 있는데 이런 분들께, "불편한 증상이 있으신가요?"라고 여쭤보면, "아뇨. 별로 불편하진 않지만 빨리 수술을 해야 한다고 해서요." 하고 대답을 하는 경우도 꽤 많습니다. 그러나 이렇게 증상이 없는데도 치핵이 있다고 무조건 수술을 하는 것은 아닙니다.

하지만 불편한 증상이 있으면 수술을 받는 것이 좋겠지요. 치핵이 심하면 변을 볼 때마다 여간 성가시지가 않기 때문이지요. 그래서 망설이다 수술을 받은 분들 중에는 "정말 수술하길 잘했어요. 새로 태어난 것 같아요."라고 말씀하시는 분들이 많습니다.

대장내시경검사로 직장암이나 에스결장암 등이 발견된 분들 중에 "난 그냥 치핵 때문에 피가 나는 걸로 생각했어요."라며 그동안 검사를 미뤘던 걸 후회하는 분들이 있습니다. 암에서 피가 났던 건데 치핵 때문인 줄 알고 오해를 했던 것이지요. 그렇기 때문에 잦은 항문 출혈이 있다면 반드시 진찰과 검사를 받아서 대장암과는 무관하다는 것을 확인해야 하고 치핵 출혈이라도 빈도가 잦으면 수술을 받아 해결해놓아야 위와 같은 불행한 사태를 막을 수 있습니다. 출혈 외에도 기타 불편한 항문 증상이 있는 분들은 꼭 진찰과 검사를 받아서 정확하게 진단을 받은 후 수술할지를 결정하는 것이 안전합니다.

누구나 가지고 있는 치핵!

무조건 수술을 할 필요는 없지만, 무턱대고 미루는 것도 좋지 않습니다.

12.

치핵! 언제 수술 해야 하나요?

치핵을 근본적으로 치료하는 유일한 방법은 치핵수술밖에 없습니다. 그러나 치핵수술에 대해서 두 가지 극단적인 입장이 있습니다. 한쪽 극단은 조금이라도 증상이 있으면 바로 수술을 하자는 주의(主義)이고, 또 다른 극단은 치핵을 아예 병으로 취급하지 않는 자세입니다.

저희가 보기엔 양쪽 다 문제가 있습니다. 어쨌든 이런 양극단이 있게 된 이유는 치핵수술 시행 여부의 결정을 의사가 하겠다는 자세 때문이라고 생각합니다. 치핵은 암처럼 치명적인 질병이 아니기 때문에 특별한 경우를 빼고는 수술 여부를 환자 본인이 결정하는 것이 좋습니다.

그러나 아무런 참고자료 없이 환자분이 결정하도록 하는 것 또한 전문가로서 무책임한 일일 것입니다. 그래서 저희는 그동안의 경험을 바탕으로 치핵 환자분들에게 도움이 될 만한 가이드라인을 제시해드리고자 합니다.

❖ 치핵수술 가이드라인

① 변기 물이 빨갛게 될 정도의 출혈이 한 달에 한 차례 이상 있는 경우 (응급)

② 반복된 항문 출혈로 인해 빈혈(혈색소가 12gm% 이하일 때)이 발생한 경우(어지러움, 숨이 참, 쉽게 피로함 등의 증상이 있을 수 있음) (응급)

③ 일상 활동이나 운동 중 혹은 쪼그리고 앉을 때 탈항 즉 치핵 덩어리가 빠져나오는 경우

④ 변을 본 후 치핵 덩어리가 탈항 되어, 손으로 밀어 넣거나 10여 분 이상 지나야 들어가는 경우

⑤ 한 달에 하루 이상 항문이 붓고 아픈 경우

⑥ 외치핵으로 인해 항문 주변에 피부가 늘어져 있어서 변을 본 후 청결이 쉽지 않을 때

위의 경우에는 반드시 혹은 가능하면 치핵수술을 받는 것이 좋다는 판단입니다. 그러나 이외에도 개인의 성향에 따라 작은 불편도 참기 힘들어하는 분들이나 미용상 신경을 쓰는 분들도 본인이 원하면 수술을 받으실 수 있습니다.

그러나 한 가지 주의하실 게 있습니다. 그것은 항문에 생기는 증상 모두가 치핵 때문은 아니라는 것입니다. 가령 항문이 가렵거나, 항문이 무지룩한 증상, 변이 자주 마려운 증상, 항문이 빠지는 것 같은 증상 등은 항문소양증이나 과민성장증후군, 항문거근증후군에 의한 것일 수 있습니다. 문제는 거의 대부분의 성인이 치핵을 가지고 있기 때문에 자칫 이 증상들이 모두 치핵에 의한 것으로 오인될 수 있다는 것입니다. 그러나 이런 증상은 치핵수술을 해도 없어지지가 않는다는 것을 기억하셔야 합니다. 이런 실패를 방지하기 위해서, 수술을 결정하기 전에 '현재의 불편한 증상이 치핵수술을 하면 없어질 것인지'에 대해 집도의사에게 꼭 확인을 받는 것이 좋습니다.

치핵수술!
위에서 말씀드린 경우에 해당되는 분들은 망설이지 말고 수술을 받으십시오. 수술을 잘 받고 나면 후회하지 않으실 것입니다.

13

피가 15%밖에 안 남은 치핵환자

벌써 십수 년이 지난 얘기입니다. 거의 사색이 된 모습으로 병원에 오신 젊은 여자분이 있었습니다. 치핵이 오래되어 심하게 탈항이 일어나는데다 변을 볼 때마다 출혈이 많이 돼서 병원에 왔다는 것이었습니다. 그런데 말 그대로 사색이 된 얼굴색을 비롯해서 온 몸이 오랫동안 병을 앓고 있는 사람처럼 너무 쇠약해 있어서 치핵이 문제가 아니라 어떤 심각한 질환을 갖고 있는 게 아닌가 하는 생각이 들 정도였습니다. 어쨌든 계속되는 항문 출혈을 막는 게 급선무라는 생각이 들어서 혈액검사를 비롯한 몇 가지 수술 전 검사를 시행했습니다.

그런데 놀라운 사실이 두 가지 확인되었습니다. 하나는 빈혈 말고는 검사상 특별한 이상이 발견되지 않았다는 것이고, 다른 하나는 빈혈의 정도가 오랜 의사생활에서도 처음 접해보는 수치였다는 것입니다.

2.3gm%

정상인의 혈색소 수치가 13~15gm%이니까 정상 혈색소 양의 15%밖에 가지고 있지 않은 것입니다. 치핵으로 자주 출혈을 하는 분들 중에 혈색소가 7~8gm% 정도까지 떨어져 있는 경우는 드물지 않게 봤지만, 도대체 이런 수치를 가지고도 사람이 살 수 있다는 것이 신기할 정도였습니다. 왠지 속으로 자꾸 화가 나려는 것을 꾹꾹 누르며 환자분에게 검사 결과를 설명하면서 질문을 했습니다.

"치핵 출혈 때문에 이렇게 빈혈이 심해진 것 같은데, 이렇게 되도록 도대체 뭘 하셨습니까?"

환자분이 머뭇머뭇 하는 사이, 함께 오셨던 아버지가 이렇게 대답을 하시더군요.

"치질수술, 거 함부로 받으면 안 되잖소. 아직 시집도 안 간 앤

데…."

상황을 보니 아버님이 가족의 모든 일을 주도하는 것 같았고, 결국 이렇게 수술을 지연시킨 것도 다 아버님의 고집 때문으로 보였습니다. 이런 상황을 알게 되자 정말 화가 나는 것을 참을 수가 없었습니다.

"본인이 수술을 안 하겠다고 해도 가족들이 억지로라도 수술을 시켜야 할 텐데, 아버님이 오히려 수술을 못하게 하시면 어떻게 합니까? 이렇게 빈혈이 심하면 심장이나 콩팥 등도 다 망가질 수 있는데 따님에게 무슨 일이라도 생기면 어떻게 하시려고요?"

그래도 머뭇거리는 이 여성을 반 강제로 입원시키고 이날부터 며칠에 걸쳐 조금씩 수혈을 해드렸습니다. 몸이 너무 쇠약해서 피를 빨리 맞는 것도 감당하기 어려워 보였기 때문입니다. 이렇게 해서 어느 정도 수술이 가능한 상태가 되었는데, 조금 더 몸이 회복되면 수술을 받겠다며 퇴원을 고집했습니다. 그 말에도 일리가 있다 싶어서 퇴원을 하시도록 했지요.

그런데 이후 약속한 수술 일정을 몇 번씩 연기하며 병원에 오질 않았습니다. 가끔 이 환자분 생각이 났습니다. 불편 정도를 넘어서 생명에 심각한 지장을 초래할 정도로 병을 방치하고 지낸다는 것이 너무 안타까운 일이었습니다.

짐작하건대 출혈이 계속 될 것으로 판단되는데 이렇게 고집을 피우는 이유가 도대체 무엇인지, 지금도 아버님이 수술을 막고 있는 것인지. 아무리 생각해봐도 이해할 수 없는 일이었습니다.

그러다 1년 반쯤이 지난 어느 날 회진 중에 이 여성을 맞닥뜨리게 되었습니다. 병실에서 수혈을 받고 있더군요. 알고 보니 그동안 출혈이 심할 때마다 내과를 통해 몇 차례 입원을 해서 수혈을 받았었더군요. 순간 이 기회를 놓치면 안 되겠다는 생각이 들어서 그 여성분에게 단호하게 말했습니다.

"이번이 마지막입니다. 앞으로는 어떤 일이 생겨도 저희 병원에서는 절대로 수혈을 해드리지 않겠습니다."

"네 원장님, 저 수술받을게요."

저의 최후 통첩성 발언 앞에 의외로 순순히 대답하더군요. 아마 이분도 그동안 계속 수혈을 받아 오며, 누군가가 강력하게 수술을 권해주길 바랐던 모양입니다. 며칠 뒤 수술을 성공적으로 잘 받았습니다. 그리고 이제는 아주 행복하고 건강하게 잘 지내고 계십니다.

14.
치핵수술 입원기간

모두가 바쁘다 보니 성가신 치핵을 수술받고자 해도 늘 시간이 문제입니다. 어렵게 시간을 빼서 수술을 받아야 하니까 며칠씩 입원하는 게 보통 일이 아닙니다. 그래서 치핵수술을 권해드릴 때 항상 듣는 질문 중의 하나가 수술 후 입원 기간에 관한 것입니다.

치핵은 근치적 수술 후 상처가 다 낫는 데 한 달 가까이 걸립니다. 물론 2주 정도 지나면 큰 불편은 대부분 사라지긴 하지만요. 그러니까 언제까지 입원을 하느냐 하는 것은 환자마다 그리고 병원과 의사마다 생각이 조금씩 다를 수 있습니다. 그러나 가장 결정적인 요소는 수술 직후 통증이 얼마나 있느냐에 달려 있다고 생각합니다.

건강보험심사평가원 자료에 의하면, 복잡 치핵수술 입원기간이 '상급종합병원'은 평균 4.8일, '종합병원'은 5.2일, '병원'은 5.4일인 것으로 나와 있습니다. '의원'은 심평원 자료에는 없지만 대개 2박 3일에서 4박 5일 정도 입원하는 것으로 알고 있습니다. 저희 병원에서는 치핵수술 후 1박2일 입원하는 분이 대부분이며, 연세가 많은 케이스 등 예외적인 경우에는 하루 더 입원하기도 합니다.

위에서 말씀드린 심평원 자료나 기쁨병원의 치핵수술 입원기간은 근치적 치핵수술을 기준으로 한 것입니다. 치핵수술 시 입원이 필요하다고 말씀드리면, 아는 사람이 입원하지 않고 수술했다고 말씀하는 분들이 가끔 있는데, 그 경우는 대개 근치적 치핵수술이 아니라 혈전제거술 등 간단한 치료를 했을 가능성이 높습니다.

그러나 실제로 치핵절제술을 하면서도 입원을 하지 않는다고 광고하는 병원이 드물게 있습니다. 그런데 실상을 보면, 입원은 하지 않지만 통증 관리를 위해 수술 후 며칠간 근처 여관이나 모텔에 입실해 있는 희극 같은 일도 있다고 들었습니다. 대체 무엇 때문에 입원을 하지 않는지 모르겠습니다.

최소한의 입원은 수술 후 통증이 가장 적을 때 가능합니다. 그리고 남김 없는 깨끗한 수술이 부종을 방지해 통증을 줄여줍니다. 입원기간의 길고 짧음도 결국 수술을 얼마나 잘하느냐에 달려 있는 것입니다.

15.

회양목 전지하기 vs. 가시덩굴 뽑기

일전에 중국의 모 대학에서 연구원으로 일하는 교포 한 분이 치핵수술을 받으셨습니다. 이분은 4년 전, 미국에서 치핵수술을 받았는데 얼마 되지 않아 재발을 했답니다. 그런데 최근부터 피도 나고 가끔씩 아프기도 하다가 출혈과 통증이 심해져서 치핵수술을 받기 위해 일부러 베이징에서 찾아오셨습니다. 국내에 열흘밖에 머물 수 없다고 해서 바로 수술을 해드렸습니다.

저희의 기준으로 보았을 때 일반적으로 시행되고 있는 치핵수술은 너무나도 불충분합니다. 그래서 결국 이분처럼 재발로 이어지는 경우가 많습니다. 저희 관점에서 보면 국내뿐 아니라 미국,

일본, 영국 역시 불완전하게 치핵수술을 하는 게 일반화되어 있습니다.

대공원 같은 곳을 가보면 정원관리사가 산책로를 따라 일렬로 심어 놓은 회양목들을 다듬고 있는 모습을 종종 봅니다. 며칠이 지나지 않아 다시 흉하게 자라 나올 가지들을 주기적으로 계속 다듬고 있는 것이지요. 이러는 이유는 정원을 예쁘게 꾸미기 위해서입니다.

그런데 만일 회양목이 아니라 가시덩굴이 정원 도로변에 자라고 있다면 어떻게 할까요? 가시덩굴도 이와 같이 주기적으로 다듬으면서 관리할까요? 사람이 다치기라도 하면 안 되니까 뿌리째 뽑아 버리지 않겠습니까?

치핵도 가시덩굴처럼 뿌리째 뽑아서 없애야 할 질병입니다. 그런데 회양목을 전지하듯 수술을 하니 당연히 재발이 될 수밖에 없는 것입니다.

의사들이 치핵을 뿌리째 뽑아버리지 않는 데에는 몇 가지 이유가 있습니다. 첫째는 가시덩굴을 뿌리째 뽑는 것이 쉽지 않듯이,

치핵을 완전히 제거하는 일은 고된 일이기 때문입니다. 그래서 우선 가시에 찔리지 않을 정도로만 다듬어주는 것입니다.

둘째는 의료 수가 때문입니다. 뿌리째 뽑는 것과, 급한 것만 다듬는 것의 수가 차이가 없습니다. 오히려 기구를 사용해 수술하면 수가를 더 받을 수 있는 왜곡된 구조가 한몫하고 있습니다. 기구를 사용하는 수술은 대개 손으로 정성껏 하는 수술보다 재발이 많은데도 불구하고 말입니다. 결국 치핵을 회양목 전지하듯 다듬는 수술이 주류를 이루다 보니 재발하는 경우가 많아지는 것입니다.

이렇게 재발해서 오시는 분들은 수술이 많이 더 힘들지만, 힘을 내서 수술을 해드립니다. 이번에라도 가시덩굴 뽑아내듯 말끔히 제거해드려야 또 다시 재발하는 일이 없을 테니까요.

16.

치핵 재발을 예방하는 최고의 수칙

10년 전에 지방의 한 병원에서 수술을 받았던 분이 오셨습니다. 수술을 받고 얼마 안돼서 재발했지만 그냥저냥 버텨 왔는데 이제는 도저히 안 되겠다는 생각이 드셨던 모양입니다. 한번 실패한 적이 있던 탓에 3일 밤을 새워 인터넷으로 병원을 찾았답니다. 그래서 찾은 곳이 저희 병원이었습니다.

"많은 병원을 찾아보셨을 텐데, 저희 병원을 최종적으로 선택한 이유가 무엇인가요?"

궁금해서 여쭤봤습니다.

"홈페이지에 설명이 잘 되어 있어서요. 특히 재발이 없다고 자세히 설명되어 있어서 신뢰가 갔습니다. 다른 병원엔 그런 자세한 설명이 없더라고요. 그리고 기쁨병원에서 수술받았다는 분들이 쓴 글도 몇 개 봤고요. 또 재발하면 정말 안 되잖아요."

'다른 병원 홈페이지엔 왜 재발하지 않는다는 설명이 없을까?'

그러고 보면, 많은 홈페이지와 블로그에서 어렵지 않게 찾아볼수 있는 "치핵수술 후 재발을 예방하는 방법"이란 내용의 글도 참이상합니다. 대부분 화장실을 오래 쓰지 마라, 변비가 생기지 않게하라, 변을 볼 때 힘을 주지 마라 하는 내용들입니다. 이렇게 철저한 수칙을 지키지 않으면 치핵수술을 한 후에도 재발할 수 있다는경고성 글이겠지요. 사실 이런 주의사항을 완벽하게 지킬 수 있는사람은 거의 없으니까 결국 치핵은 수술해도 재발이 많다는 의미가 함축되어 있는 것이 아닌가 하는 생각이 들었습니다.

사실 저희는 이런 지키기 어려운 수칙을 수술 환자분들께 요구하지 않습니다. 대신, 환자분들께 최대한 깨끗이 수술해드리려고 노력을 해왔습니다. 그 결과 "수술한 지 20년이 넘어도 끄떡없다."고 하시는 분들이 많습니다. 이런 분들을 보면 오랜 지기를 만난 것처럼 반갑습니다.

치핵 재발을 막는 최고의 예방수칙!
그것은 바로 '깨끗한 수술'입니다!

17

치핵 재발의 진짜 이유

치핵 재발의 진짜 원인이 무엇일까요? 저희의 오랜 경험을 통해 볼 때, 치핵 재발의 진짜 원인은 수술을 할 때 상당량의 치핵조직을 남겨두기 때문입니다. 아니, 수술을 하면서 치핵을 다 잘라내지 않는다니요?

네! 저희가 보는 관점에서는 그렇습니다.

그렇다면 왜 이렇게 치핵을 일부 남겨두고 수술하는 게 일반화되었을까요? 그것은 '항문쿠션'이라는 개념 때문입니다. 정상 항문 벽엔 혈관들로 이루어진 항문쿠션이 있기 때문에, 수술할 때 이것까지 다 제거하면 안 된다는 것입니다. 이분들은 항문쿠션을 다 제거하면 변실금 위험이 높아진다고 생각합니다. 그래서 이 항문쿠션을 살린다는 명목으로 '혈관조직'을 일부 남기는 것입니다.

그러나 저희의 경험으로 볼 때 '항문쿠션'은 실제로 존재하지 않는 가상의 개념입니다. 아기들이나 초·중학생들의 깨끗한 항문을 보면 항문쿠션이 실제로 존재하지 않는다는 걸 알 수 있습니다. 결국, 수술할 때 항문쿠션이라고 남기는 혈관조직들이 실은 치핵조직일 가능성이 많다고 봅니다.

치핵조직을 남기는 또 다른 이유는 '치핵을 전부 잘라내면 항문이 좁아질 수 있다'는 염려 때문이지요. 그러나 사실은 치핵조직을 깨끗이 잘라내면서도 항문이 좁아지는 것을 최대한 예방할 수 있어야 진짜 실력자입니다. 그렇게 수술이 되면, 항상 머릿속으로 치핵 재발 예방법을 염두에 두고 살지 않아도 재발될 확률이 희박해집니다. 요즘, 치핵 재발로 오시는 분들이 너무 많아 다소 심각한 글이 되었습니다.

18

치핵수술과 항문쿠션

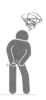

20대 중반의 청년이 진료를 받으러 왔습니다. 군에 있을 때 치핵이 심해져서 제대를 하고 곧 고향에서 치핵수술을 받았답니다. 1년 만에 재발돼서 수술받은 병원에 갔더니 항문쿠션에서 치핵이 다시 재발된 것이라며 재수술을 받았답니다. 그런데 다시 1년 뒤에 항문이 붓고 아프기 시작했다고 합니다. 부모님은 같은 병원에 가서 진료를 받아보라고 했지만 '치핵 재발과 항문쿠션의 관계'에 대해 쓴 저희 블로그 글을 읽어보고 기쁨병원에 찾아오셨습니다.

진찰해 보니 혈전이 생겨서 통증이 온 것이었습니다. 그런데 보기에 아직도 치핵이 꽤 남아 있었습니다. 어떻게 설명을 해야 하나 잠시 생각하다가 환자분이 "항문쿠션에서 재발되었었다." 고 이전 병원에서 들었다는 이야기를 하셔서 "항문쿠션은 실제로 존재하는 것이 아니며 그런 생각으로 수술하면 치핵이 남을 수밖에 없어 재발을 하게 된다."고 설명을 드렸습니다. 그런데 환자분은 이미 저희 블로그 글을 다 읽어서 이런 내용을 알고 있더군요.

항문쿠션은 실제로 존재하는 것이 아닙니다. 따라서 치핵 재발의 진짜 원인은 항문쿠션이 아닙니다. 진짜 이유는 바로 수술할 때 항문쿠션이란 것을 남겨야 한다는 잘못된 생각입니다. 항문쿠션이라며 남기는 것이 실은 치핵 덩어리의 일부일 가능성이 많기 때문입니다. 이렇게 남겨진 소위 항문쿠션은 열이면 열, 백이면 백, 다시 커지면서 재발하게 되는 것입니다.

항문쿠션!
하루 빨리 사라져야 할 단어입니다.

19.
재발한 치핵수술을 하다 보면
화가 날 때도 있습니다

변을 볼 때 항문 출혈이 심하게 반복되어서 부인에게 끌려오신
40대 초반의 남성분이 있었습니다. 보니 부인께서는 수년 전 제
게 치핵수술을 받으신 분이었습니다. 진찰해 보니 빨갛게 부풀어
오른 치핵 덩어리가 항문 밖으로 반쯤은 빠져나온 상태였습니다.
출혈이 심할 수밖에 없는 상태였습니다.

"아니, 이렇게 되도록 그냥 지내셨어요? 빨리 수술을 받았어야
지…."

돌아온 대답은 의외였습니다.

"벌써 두 번이나 치핵수술을 한 걸요."

"언제 하신 건데요?"

"군대에서 한 번 했고, 재발이 돼서 2년 전에 집 가까운 데서 또 한 번 수술을 했어요."

이 말을 듣고 사실 할 말이 없었습니다.

이미 두 번이나 치핵수술을 했다는데 더 핀잔을 줄 수가 없는 것이지요.

그때 부인이 한마디 거들었습니다.

"이번에도 간신히 끌고 왔어요. 또 집 근처에서 한다고 고집을 피워서…."

자초지종을 들어보니, 두 번째 수술할 때도 부인이 몇 번을 설득했었답니다. 서울 가서 수술하자고.

"그때 그렇게 고집을 피우다 이렇게 되었는데도 제 말을 안 듣고 또 고집을 피우는 걸 간신히 끌고 왔어요."

치핵수술을 하면서 살펴보니 아니나 다를까 항문 속이 엉망이었습니다. 이런 분들은 수술 중에 출혈도 무척 심합니다. 혈관이 많은데다가 이전 수술로 치핵 덩어리들이 단단하게 엉겨붙어 있기 때문이지요. 이런 수술을 할 때면 의사도 사람인지라 은근히 화가 납니다. 남이 엉망으로 만들어놓은 걸 깨끗하게 수선하는 게 보통 일이 아니기 때문이지요. 그래도 또 다시 재발하게 할 수가 없으니 인내하며 수술을 합니다. 사실 환자분이 무슨 잘못이 있겠습니까?

수술을 마치고 회진을 가서 보면 이런 분들이 더욱 측은하게 느껴져서 위로의 말씀을 해드릴 때가 많습니다.

"그동안 고생 많았지요? 이젠 수술 잘 되었으니까 편하게 지내세요."

20.
장모님과 사위의 치핵수술

진해에서 올라오신 장모님과 사위분의 치핵수술을 해드린 적이 있습니다. 부부나 부자, 부녀, 모녀, 모자간에 함께 수술을 받으시는 경우는 종종 있습니다만 이렇게 사위와 장모님 수술을 같은 날 해드리기는 저로서도 처음이었습니다. 사연인즉 이렇습니다.

오전 진료시간에 30대 후반의 남성분이 부모님으로 보이는 분들과 함께 진료실에 들어왔습니다. 그런데 나중에 알고 보니 장인 장모님이셨습니다. 이야기를 들어 보니 서울의 한 병원에서 15년 전에 치핵수술을 받았는데 수년 전부터 항문 출혈이 심해졌답니다. 주사기로 쏘듯이 피가 나고 양이 너무 많을 뿐만 아니라 피 나는 날이 안 나는 날보다 많아서 더 이상 미룰 수가 없었답니다. 그래서 인터넷을 뒤지고 뒤져서 저희 병원을 찾아오셨답니다. 진찰해 보니 치핵이 매우 심하게 재발되어 있었습니다. 그래서 오후에 바로 수술을 하기로 했습니다.

그런데 잠시 후 그분 장모님이 다시 들어오시는 것이 아니겠습니까? 와서 보니 기쁨병원이 치핵수술을 가장 잘 하는 병원이란 믿음이 가서 이왕 올라온 길에 자신도 수술을 받고 싶다고 했습니다. 첫 출산 후 치핵이 생겼지만 그동안 수술받기가 무서워 참고 지내셨는데, 갑자기 마음이 급해진 것이었습니다. 장모님도 진찰해 보니 치핵이 많이 진행되어 있었습니다.

오후에 두 분을 차례로 수술해드렸습니다. 사위 분은 수술 중에도 출혈이 많았습니다. 이렇게 수술 중에 출혈이 많으면 수술 시야가 좋지 않아서 수술이 매우 힘듭니다. 그래도 다시는 재발하면 안 된다는 생각에 1시간 가까이 공들여 깨끗하게 수술해드렸습니다.

장모님도 수술을 해보니 진찰 때 생각했던 것보다 매우 심한 상태였습니다. 출혈도 여성분치고는 꽤 많은 편이었습니다. 갑자기 마음 급하게 수술을 결정한 이유를 알 수 있을 것 같았습니다. 장모님도 신경 써서 꼼꼼하게 잘 수술해드렸습니다.

재발한 치핵으로 오시는 분들이 많습니다. 재발한 분일수록 다시 실패하지 않기 위해 꼼꼼하게 인터넷을 찾아보고 저희 병원으로 오는 것 같습니다. 이럴 때면 치핵은 참 재발률이 높은 병이라는 생각을 다시금 하게 됩니다. 그러나 치핵 재발이 필연은 아닙니다. 수술을 꼼꼼하게 하면 충분히 피할 수 있기 때문입니다. 결국 치핵 재발은 수술이 충분치 않아 발생하는 일종의 인재^{人災}입니다.

21.

치핵수술:
재발해도 좋으니 좁아지지만 않게

마산에서 오신 분이 수술을 받았습니다. 60세가 넘은 남자분입니다. 보통 젊은 분들은 인터넷으로 정보를 얻고 오기 때문에 의사 결정을 확실히 하고 내원하는 분들이 많습니다. 그런데 이분은 연세가 많은데도 불구하고 수술을 받겠다는 단호한 결심을 하고 오신 것이 몇 말씀 나누는 가운데서도 느껴져 왔습니다. 진찰해 보니 그럴만하겠다는 생각이 들더군요. 4도 치핵 중에서도 매우 심하게 진행된 상태셨습니다. 수술을 받겠다고 멀리서 마음을 먹고 오셨기에 준비를 해서 오후에 수술을 해드렸습니다.

그런데 수술을 막 시작하려는 제게 "원장님, 수술 시작하시기 전에 꼭 부탁드릴 말씀이 있습니다."라고 하는 게 아니겠습니까? 그래서 '아, 수술을 잘 해달라는 얘기를 하려나 보다.'라고 생각했습니다.

그런데 정말 의외의 말을 하셨습니다.

"원장님, 몇 번이고 재발해도 좋으니까 항문이 좁아지지 않게만 해주세요."

저는 순간 제 귀를 의심할 정도의 충격(?)을 받았습니다. '아니, 몇 번이고 재발해도 괜찮다니. 왜 이런 말을 하실까?' 결국은 깨끗하게 수술하지 말고 치핵을 좀 남기더라도 좁아지지만 않게 해달라는 말이었습니다. 변을 보는 게 힘들어질까 봐 걱정이 된다면서요.

환자분이 이렇게 간곡히 부탁을 했지만, 그럴 수는 없는 것이 아니겠습니까? 그래서 "어디서 무슨 말을 들으셨는지는 모르지만 수술은 깨끗하게 해야 되는 것이고, 혹시 수술 후에 항문이 좁아지더라도 2~3분도 안 걸리는 간단한 치료로 쉽게 해결을 할 수 있으니까 염려하지 마십시오."라고 몇 번을 설득한 후에 수술을 시작할 수 있었습니다.

위에서도 말씀드린 대로 이분은 치핵이 상당히 심해서 수술이 무척이나 힘들었습니다. 자르는 데마다 피가 솟구쳐서 마치 밤에 불꽃 축제(?)를 하듯 피가 예측 불가능한 방향으로 이러저리로 솟구쳤습니다. 수술하는 저나 옆에서 도와주는 간호사나 마스크며 수술복에 온통 주사기로 물감을 뿌리 듯 핏자국으로 얼룩이 만들어져 갔습니다. 어렵게 수술을 마치고 나니 무려 80분이나 지났더군요. 평소 치핵수술 시간이 40분 정도이니까 딱 두 배가 걸린 것입니다.

수술을 마치면서 말씀드렸습니다.

"20~30년 넘게 치핵수술을 해온 제가 환자분께 좋지 않다면 뭣 때문에 이렇게 사투하듯 애쓰며 수술을 해드리겠습니까? 이렇게 힘들여 수술을 해드린다고 제게 이익이 돌아오는 것도 아니고요. 그리고 처음에 말씀드린 대로 혹시 항문이 좁아진다고 해도 손쉽게 해결할 수 있는 것이니까 전혀 걱정하지 마십시오."

수술을 다 마친 후 저녁에 회진을 가서 뵈니 이제 고질병을 해결했다는 안도의 웃음을 보이더군요.

그래서 "아까는 왜 그런 말을 했습니까? 누가 그러던가요?" 하고 슬쩍 여쭤봤지요. 병원에 갔더니 그곳 의사가 그렇게 이야기했다더군요.

항문이 좁아지면 고생하니까 한 번에 다 잘라낼 수 없고 재발하면 또 수술을 하는 게 좋은 거라고….

　참으로 안타깝습니다. 치핵을 깨끗이 수술하면 항문이 좁아질 위험이 조금 더 증가하는 것은 사실입니다. 그러나 이런 건 쉽게 해결되는 가벼운 합병증입니다. 저희 통계를 보면 치핵수술을 해 드린 분들 중 3% 정도에서 수술 후 4~6주 사이에 항문이 약간 좁아진 분들이 있습니다. 그러나 이런 경우엔 수면내시경을 하듯 진정제 주사로 잠깐 잠이 든 상태에서 2~3분에 걸쳐 좁아진 부위를 조금 타주기만 하면 손쉽게 해결이 됩니다.

　더구나 치핵을 남겨두고 수술한다고 항문협착이 전혀 안 생기는 것도 아니고, 깨끗이 수술한다고 모두 항문이 좁아지는 것도 아닙니다. 약간의 빈도 차이일 뿐입니다.

　그런데 좁아지는 걸 막는다는 이유로 치핵을 남겨두고 수술한 결과 주변에 너무도 많은 분들이 치핵수술 후 재발해서 옵니다. 수술한 지 불과 2~3년도 안 되었다는데, 재발이 돼 오는 분들도 많습니다. 이런 분들은 또다시 그 어려운 수술과정을 겪어야 합니다. 수술은 수술대로 훨씬 더 어려워지고요. 첫 수술로 인해 생긴 흉들이 두 번째 수술을 훼방하기 때문입니다. 그래서 수술하는 의사도 환자분도 더 고생하게 됩니다.

귀하는 적당한 수술 후 이렇게 재발해서 재수술을 하는 것과 깨끗한 수술 후 만일 항문이 좁아진다면 2~3분 간단한 수술로 해결하는 것 중 어떤 것을 선택하시겠습니까?

　항문협착보다 수십 배 더 해결이 힘든 게 치핵 재발입니다.
　항문이 일시적으로 좁아지는 걸 겁내지 마시고 치핵을 깨끗이 잘라내는 수술을 받으시길 권해드립니다.

22.
치핵수술 후 좁아진 항문, 간단히 해결됩니다

치핵수술 후 항문이 좁아져 고생하는 분들이 있습니다. 얼마 전에도 젊은 시절 치핵수술 후 항문이 좁아져서 반평생 넘게 고생을 하다가 온 분이 있었습니다. 그동안 두 번이나 항문을 넓히려고 항문피부이식수술을 받았는데도 별무 효과였습니다. 그래서 그냥 운명이거니 하며 살다가 어느 분께 소개를 받고 혹시나 하는 마음으로 오셨던 것입니다.

진찰해 보니 손가락도 들어가지 않을 정도로 항문이 좁아져 있었습니다. 진찰 후에 "어렵지 않게 고칠 수 있으니까 수술을 합시다."라고 말씀드렸더니 반신반의하는 모습이었습니다. 간단한 마취로 수술하고 수술 시간은 2~3분도 채 안 걸리고, 다음날 바로 퇴원할 수 있다고 말씀드렸지만 도저히 믿기지 않는다는 표정을 지었습니다. 이전에 열흘씩 입원하며 복잡한 피부이식수술을 두 번이나 받았는데도 성공을 못했는데, 하루 입원하고 간단하게 넓혀주기만 하면 된다고 하니 불신하는 게 어쩜 당연한 것이겠지요.

이분은 결국 두 달여가 지난 후에야 수술을 받기로 마음을 굳히고 왔습니다. 수술 결과야 당연히 매우 좋았고요. 오히려 이런 분들껜 피부 이식 등 복잡하게 수술하면 실패할 확률이 높습니다. 반대로, 좁아진 부위를 간단하게 트고 넓혀주기만 하면 대부분 성공적으로 치료가 됩니다.

치핵수술 후 항문이 좁아지는 것은 간혹 생길 수 있는 일입니다. 이런 합병증이 무서워서 수술을 받지 못하겠다는 분들도 종종 있고, 의사들도 이런 합병증이 생기는 것을 두려워하여 치핵을 깨끗이 제거하지 않는 경우들이 많이 있습니다. 항문이 한번 좁아지면 평생 동안 변을 볼 때마다 고생하며 살아야 된다고 생각하기 때문입니다. 그러나 이는 틀린 생각입니다.

우선, 치핵을 깨끗이 제거한다고 반드시 항문이 좁아지는 건 아닙니다. 수술 후 배변 관리를 잘 하면 항문이 좁아지는 것을 충분히 예방할 수 있습니다. 그래서 치핵을 완벽하게 절제한 후에도 항문이 좁아지는 경우는 2~3%에 불과합니다. 뿐만 아니라 만약에 항문이 좁아진다고 해도 2~3분도 걸리지 않는 간단한 시술로 쉽게 해결할 수 있습니다.

따라서 치핵수술 시에 진짜 신경을 써야 할 일은 항문이 좁아지는 것이 아닌, 치핵이 재발하는 문제입니다. 치핵을 모두 잘라내지 않을 경우, 1~2년도 채 되지 않아 재발하는 경우들이 굉장히 많기 때문입니다. 큰 결심을 해야 하는 치핵수술을 두 번 세 번씩 받아야 하는 일은 절대 없어야 합니다. 재발 없는 치핵수술이 최우선 고려사항이 되어야 합니다.

항문협착과 관련해서 두 가지 강조해서 말씀드리고 싶은 게 있습니다.

첫째, 항문협착은 흔히 생각하는 것만큼 심각한 병이 아니라는 것입니다. 심각한 병이란 치료가 힘들고, 예후가 좋지 않은 병을 의미합니다. 따라서 심각한 병이 아니라는 뜻은 치료도 쉽고 치료 결과도 좋다는 의미입니다. 치핵수술 후 생긴 항문협착은 대부분 2~3분도 안 걸리는 간단한 외래수술로 쉽게 해결됩니다.

둘째, 치핵을 깨끗이 잘라낸다고 해서 항문협착의 위험이 크게 높아지지 않는다는 것입니다.

많은 경우 이런 위험을 내세워 치핵수술을 아주 소극적으로 합니다. 이런 태도는 여우를 피하려다 호랑이를 만난다는 속담처럼 3% 미만으로 발생하는 간단한 항문협착을 피하기 위해 재발이라는 최악의 상태를 예약해 놓는 것과 같습니다. 치핵이 재발되면 첫 수술보다 훨씬 더 해결하기 어려워집니다. 더구나 치핵수술을 일부만 진행한다고 해서 항문협착이 절대 생기지 않는 것도 아닙니다.

23

제대로 하자면 의사에게도
매우 어려운 치핵수술

어떤 분이 상담 질문 글을 올리신 중에 이런 표현이 있었습니다.

"치질수술은 환자에게는 대단한 고통이지만 의사에게는 대단히 쉬운 수술이라는 말을 많이 들었습니다. 그런데 주변에 수술을 2번 이상 하고 나서도 문제가 있어 다른 치료방법을 찾는 분들도 참 많은 것 같습니다."

이분이 말한 치질은 치핵을 의미한다는 점을 미리 말씀드리고 편의를 위해 치질이란 단어를 그대로 사용하겠습니다. 그런데 이 질문엔 오해와 진실이 함께 있습니다.

오해1은 '치질수술은 환자에게 대단한 고통'이라는 내용입니다. 실제로는 수술을 세밀하게 하면 생각만큼 그렇게 아프지 않습니다. 저희 병원에서 수술받으신 분들께 설문조사를 한 결과를 보면 4명 중 3명의 환자분은 생각보다 덜 아팠다고 대답했습니다. 이 중의 반은 "훨씬 덜 아팠다"고 대답했고요.

오해2는 '치질은 의사에게는 대단히 쉬운 수술'이라는 내용입니다. 이는 사실과 정반대입니다. 치핵수술은 외과의사들도 매우 힘들어 하는 수술이라서 외과전문의가 된 이후에도 치핵수술의 기본을 익히는 데 1~2년의 수련과정이 더 필요합니다. 그렇다고 1~2년 후엔 전문가가 된다는 의미가 아닙니다. 10년, 20년 치핵수술을 해온 외과의사들도 여전히 할 때마다 '치핵수술은 참 힘든 수술'이라는 것을 느끼는 경우가 많습니다.

성형수술은 겉모습을 예쁘게 만드는 수술입니다. 그런데 치핵수술은 이런 성형수술적인 요소에 더하여, 항문의 예민한 기능을 고려해야 할 뿐만 아니라, 수술 직후 변을 보면서 발생할 수 있는 기능적 문제점까지 염두에 두고 예방적으로 수술을 해야 하는 그야말로 최고 난이도의 수술입니다. 그러니 '의사에게는 대단히 쉬운 수술'이라는 말은 한참 잘못 알려진 내용입니다.

물론 치핵을 대충 수술하자면 말 그대로 '대단히 쉬운 수술'일 수도 있습니다. 그리고 안타깝게도 실제로 그런 식의 쉬운 치핵 수술이 시행되고 있는 경우가 많이 있습니다. 그래서 "주변에 수술을 2번 이상 하고 나서도 문제가 있어 다른 치료방법을 찾는 분들이 참 많다."는 상담 글 내용이 유감스럽게도 사실이 아니라고 할 수가 없습니다. 그 이유는 한마디로 수술이 제대로 안 돼서 그런 것이며, 동시에 제대로 된 치핵수술이 그만큼 어렵기 때문입니다.

결국 "치질은 환자에게는 대단한 고통이지만 의사에게는 대단히 쉬운 수술이라는 말을 많이 들었습니다. 그런데 주변에 수술을 2번 이상 하고 나서도 문제가 있어 다른 치료방법을 찾는 분들도 참 많은 것 같습니다."라는 질문한 분의 말은 전적으로 세밀하게 하지 않은 치핵수술에서 비롯된 결과일 뿐입니다.

24.

치핵수술 통증 어느 정도일까?

치핵수술은 통증이 심한 것으로 알려져 있습니다. 수술 후에 상처가 있는 상태에서 변을 봐야 하기 때문에 더 그렇습니다. 이렇게 모두가 염려를 하는 치핵수술 후의 통증은 과연 어느 정도 일까? 아마도 많은 분들의 궁금증일 것입니다.

치핵수술 후의 통증은 우선 개인의 치핵 진행 정도와 개인의 통증에 대한 민감도 등이 큰 영향을 줄 수 있습니다. 그러나 나의 상태나 나의 예민함은 이미 결정이 되어 있는 요소입니다. 따라서 각 개인이 느끼는 통증의 정도에 영향을 주는 다른 주요 변수를 살펴보는 것이 중요합니다. 그것은 바로 수술 방법입니다.

치핵수술 방법은 각 병원마다 의사마다, 천이면 천, 만이면 만, 모두 다르다고 봐야 합니다. 그래서 재발 등의 수술 결과도 서로 차이가 많지만, 수술 후의 통증도 천차만별입니다. 따라서 바로 이 부분, 즉 '수술을 어디서 누구에게 받느냐?' 하는 것이 수술 후 통증을 결정짓는 가장 결정적인 변수라고 말할 수 있습니다.

그럼, 도대체 어떻게 수술을 받아야 통증이 적을까요? 되도록 조금만 잘라내면 통증이 덜할까요? 아닙니다. 많은 분들의 생각과는 반대로, 되도록 깨끗이, 즉 완벽하게 수술할수록 통증이 더 적은 경우가 많습니다.

흔히들 '수술을 깨끗이 하려면 그만큼 더 크게, 더 많이 수술을 해야 하는데, 그러면 결국 많이 아프지 않을까?'라는 생각을 합니다. 그러나 사실은 이런 생각과 정반대입니다. 적게 잘라내면 남은 치핵이 부어서 많이 아픈 반면, 수술을 깨끗이 하면 수술 후 부종과 자잘한 합병증이 줄어들기 때문에 통증이 훨씬 더 적은 것입니다. 따라서 재발이 적은 수술이 수술 후 통증도 적습니다.

이렇게 의사마다 수술 방법이 다르고, 수술 결과도 다르고, 결과적으로 통증의 정도도 다르기 때문에 저희 기쁨병원에서 수술

받은 분들의 경우를 통해 통증의 정도를 설명드릴 수밖에 없겠습니다. 먼저 저희 병원에서 치핵수술을 받고 한 달이 경과한 100분께 설문조사를 한 결과를 말씀드리겠습니다. 이분들께 수술 전에 예상했던 통증의 정도와 실제로 수술을 받은 후 느꼈던 통증의 정도를 비교해 달라는 부탁을 드린 결과는 다음과 같습니다.

생각했던 것보다 훨씬 덜 아프다 32%
생각했던 것보다 조금 덜 아프다 40%
생각했던 것과 비슷하다 12%
생각했던 것보다 조금 더 아프다 16%

결국 4명 중 3명 정도는 걱정했던 것보다 덜 아팠다는 결론입니다. 그러나 수술 전에 생각했던 통증의 정도가 어느 정도였는지는 개인마다 달라서 위의 조사 결과만으로 통증의 절대치를 짐작하기는 어려울 수 있습니다.

다행히 한 가지 유용한 정보가 있습니다. 바로 치핵이 심하게 부어서 온 분들이 수술 전후 자신이 겪은 통증 정도에 대해 평가한 내용입니다. 이렇게 심하게 부어서 바로 수술을 한 분들에게 수술 후 입원기간 동안 통증의 정도를 여쭤보면, 열이면 열 모두 "수술 후 느끼는 통증이 수술 전에 느꼈던 통증에 비하면 아무 것도 아니다."라고 대답을 합니다. 따라서 평소 가끔씩 아팠던 분들은 수술 후 통증이 어느 정도일지 짐작할 수 있으시겠지요? 이런 두 가지 정보를 통해 판단해 볼 때, 치핵수술 후의 통증은 알려진 것만큼 그렇게 심하지 않다고 말씀드릴 수 있을 것 같습니다.

그래서 대부분의 분들은 수술 후 이렇게 말합니다.
"이런 줄 알았으면, 빨리 수술할 걸 그랬네!"

25.

치핵수술 해드린 할머님 이야기

여든이 넘으신 할머님께 치핵수술을 해드렸습니다. 가끔씩 있던 항문 출혈이 갑자기 심해져 집 가까운 병원에 갔다가 치핵수술을 하자는 이야기를 들었답니다. 수술은 꼭 기쁨병원에서 하고 싶다고 해서 모시고 왔다고 따님이 말씀하더군요.

수술 중에 보니 내치핵이 꽤 많이 커져 있었습니다. 그래서 평소 출혈이 많으셨던 것 같았습니다. 이렇게 연세가 많은 분들을 보면 왠지 측은한 생각이 들어서 수술에 정성을 더 쏟게 됩니다. 이분도 깔끔하게 수술이 잘 되었습니다.

아침 회진 때 뵈니 "치질수술 하면 많이 아플까 봐 걱정했는데 하나도 안 아프다."며, "언제쯤 아파지나요?" 하시기에, "안 아프면 좋은 거지 왜 아파지길 기다리시느냐?" 했더니, 옆에 있는 따님을 바라보며, "쟤가 하루 종일 곧 있으면 많이 아파질 거라고 했어요." 하시더군요.

"아니, 어머님이 아프시다고 해도 곧 안 아파질 거라고 안심을 시켜드려야 할 따님이 왜 괜한 겁을 주세요?"라고 나무랐더니 "주변에 수술한 사람들이 다들 너무나 힘들다고 해서 그랬다."며, "엄만 별걸 다 선생님께 이르고 그러셔." 하시더군요.

치핵수술이 많이 아프다고 소문 난 건 사실입니다. 그러나 개인차가 많고, 또 어떻게 수술하느냐에 따라 차이가 많습니다. 수술을 깨끗이 하면, 이분처럼 너무 아프지 않아서 오히려 이상하다는 분들도 많습니다.

"이럴 줄 알았으면 빨리 수술할 걸 괜히 고생했어요. 너무 억울해요."

치핵으로 고생하시는 분들!
지레 걱정하지 마시고 용기를 내서 수술을 받아보세요.
치핵수술! 생각만큼 아프지 않답니다.

26.
치핵수술 상처와 켈로이드

켈로이드 체질을 가진 분들은 수술받기를 겁냅니다. 수술 상처에 생기는 흉이 툭툭 불거져 올라와 매우 흉해 보이기 때문입니다. 그래서 이런 분들은 치핵수술을 받는 것도 굉장히 걱정합니다.

그러나 다행히 치핵수술을 비롯한 항문수술 후엔 켈로이드가 거의 생기지 않습니다. 이렇게 자신 있게 말씀드릴 수 있는 것은 지난 기간 2만여 명이 넘는 분들의 항문수술을 해드렸지만 수술 상처에 켈로이드가 생긴 분을 단 한 번도 본 적이 없기 때문입니다. 이분들 중엔 켈로이드 체질인 분들도 많이 포함되어 있는데도 말입니다.

그런데 사실은 항문수술 후엔 켈로이드는 말할 것도 없고 흉도 거의 생기지 않습니다. 참, 이상한 일입니다. 의사가 이상하다고 하니 듣는 분은 더 이상하겠지만, 깊은 상처엔 흉(반흔)이 생기는 것이 정상 반응인데 정말 이상하게도 항문 주변 피부엔 그런 흉이 거의 생기질 않습니다. 그 이유가 무엇인지 이리저리 궁리를 해봤지만 실험을 통해 확인하지 않았기 때문에 아직은 뭐라 말씀드릴 수가 없습니다. 어쩌면 현대의학이 해결하지 못한 흉의 문제를 풀 열쇠가 여기에 있는지도 모르겠습니다. 언젠가 수술의 짐을 좀 덜 수 있을 때가 오면, 한번 집중적으로 연구를 해보고 싶은 분야입니다.

27.

너무 억울한 치핵

영화나 드라마를 보면 범죄 현장 근처에 잘 못 갔다가 죄를 뒤집어쓰고 고생하는 주인공을 보는 경우들이 있습니다. 다행히 셜록 홈즈 같은 명탐정이 나타나서 누명을 벗겨주지만요.

그런데 치핵은 누명을 벗겨줄 사람도, 자신의 편이 되어줄 사람도 없으니 억울해도 보통 억울할 것 같지가 않습니다. 무슨 말씀이냐 하면 자기 탓도 아닌데 항문에 생기는 온갖 불편한 증상의 원흉으로 지목되어 치핵이 가차 없이 형을 집행 당하는 일이 비일비재하다는 것입니다.

이런 일이 일어나는 까닭은 치핵은 범죄(?)가 잘 일어나는 우범지대에 항상 있기 때문입니다. 치핵은 성인이면 스스로 알건 모르건 관계없이 거의 누구나가 다 갖고 있는 병입니다. 다시 말씀드려서 병원에 가서 항문 진찰을 받는다면 열에 아홉은 "치핵이 있네요."라는 이야기를 들을 수밖에 없다는 것이지요.

한편 항문은 우리 몸 중에서 매우 바쁘고 항상 과로를 일삼는 부위입니다. 우리 생각엔 변을 볼 때만 잠깐 일을 한다고 생각하기 쉽지만, 실은 기침을 할 때나 재채기를 할 때는 물론이고, 웃을 때나 소리 지를 때, 노래 부를 때, 의자나 방바닥에 앉아 있을 때, 무거운 물건을 들 때나 등산을 할 때, 심지어는 잠을 잘 때도 항문은 하루 24시간 거의 매순간 변이나 가스가 새어 나오지 않도록 매우 민감하게 조여졌다 풀어지는 반사 운동을 반복합니다. 그래서 쉴 틈이 없습니다.

더구나 항문은 매우 불리한 위치에 자리잡고 있습니다. 우리 눈에 보이는 자리도 아니고 관리가 잘 되는 자리도 아닙니다. 더구나 양쪽 엉덩이 살이 주변을 답답하게 막고 있어 공기도 잘 통하지 않고 털도 자라나 있습니다. 한마디로 청결 관리가 되기 힘든 조건을 갖추고 있는 것입니다.

이렇게 하루 종일 힘들게 일하는 부위이면서 청결이 잘 유지되지 않는 환경 속에 있는 항문엔 여러 가지 불편한 증상이 나타날 수 있는 게 어쩌면 당연합니다. 따라서 항문엔 치핵 때문에 생기는 불편도 많이 있지만 치핵과는 무관하게 나타나는 증상들도 상당합니다. 그러다 보니 치핵과 무관한 증상이 생겨 병원에 가도, 많은 경우 옆에 죄 없이 있던 치핵이 모든 책임을 뒤집어쓰게 되는 것입니다.

이렇게 치핵에 억울한 누명을 씌우는 대표적인 증상 중에 항문근육통과 항문소양증이 있습니다. 항문 속이 뻐근하고 이물감도 느껴지는 항문근육통이나 항문이 가려운 항문소양증으로 병원에 가면 진찰 후 치핵이 있다고 수술을 권유받게 되고 결국 관계도 없는 치핵수술을 받게 되는 일이 흔히 있습니다.

괜히 치핵만 억울하게(?) 잘린 것이지요.

그래도 치핵 자체가 병이긴 하니까 수술해서 손해 본 건 없지 않느냐 생각하실지 모르겠습니다만, 그건 그렇다손 치더라도 치핵이 진범이 아니었기 때문에 근육통이나 소양증 등의 증상은 없어지질 않습니다. 결국 환자분만 중간에서 괜한 고생을 하게 된 셈이지요.

엊그제도 마침 이런 분이 두 분 외래로 왔습니다. 앞의 분은 항문근육통 환자분이었고, 뒤 분은 소양증 환자분이었습니다. 근육통이 있던 분은 항문에 뭐가 끼어 있는 것 같고, 부은 것 같기도 해서 수개월 전에 모 병원에 갔더니 치핵이 있다고 수술을 받았답니다. 그런데 수술 후 의사선생님은 괜찮다고 하는데 본인은 계속 같은 증상이 남아 있어서 아무래도 치핵이 덜 잘린 것 같다고 저에게 찾아 온 것입니다. 진찰해 보니 치핵이 덜 잘린 것은 사실인데, 더 근본적인 문제는 항문에 뭐가 낀 느낌 등 환자분이 호소하는 불편감은 애초에 치핵 때문이 아니라 근육통 때문이었습니다. 그래서 근육통 주사를 항문에 놔드리고 2주 뒤 재진을 또 오시도록 말씀해 드렸습니다. 깨끗하게 되지도 않은 치핵수술은 결국 괜히 한 꼴이 된 것이고요.

소양증 환자분도 비슷한 케이스입니다. 이분도 1년 전쯤 항문이 너무 가려워서 동네 외과에 갔더니 치핵이 있다고 수술까지 받았답니다. 그런데도 가려움증이 계속되어 너무 괴로운데다가 요즘은 항문 속까지 불편한 느낌이 있어서 수소문 끝에 저에게 왔습니다. 진찰해 보니 전형적인 항문소양증이라서 애초에 치핵을 수술해야 할 이유가 없었던 분이었습니다. 더구나 수술한 항문이 매우 좁아져 있어서 소양증 때문이 아니라 항문이 좁은 것 때문에 할 수 없이 항문을 조금 넓혀주는 수술을 해드릴 수밖에 없었습니다. 겸사해서 수술을 할 때 항문 주변에 스테로이드 주사를 놔드리긴 했지만요. 이 주사는 좀 아프기 때문에 마취가 되어 있는 수술 중에 놔드리면 편하고, 또 소양증에 효과가 상당히 좋습니다. 물론 소양증은 앞으로도 꾸준히 관리해야 합니다.

이렇게 오늘도 억울한 누명을 쓰고 잘려나가는 치핵들이 분명 있을 것입니다.

그러니까 치핵수술을 받으시기 전엔 다음 질문을 꼭 하십시오.

"선생님, 수술을 받으면 지금의 불편한 증상이 없어지는 건가요?"

28.
항문이 가려워서 PPH수술을 받았어요

오늘 대장내시경을 하는데 직장에 흉이 잡혀 있으면서 아주 작은 철사고리가 두세 개 점막에 끼어 있는 분이 있었습니다. 보아하니 PPH ^{원형자동문합기치핵수술}를 받은 것 같았습니다. 그런데 항문통로엔 치핵 덩어리가 남아 있었지요.

당연한 결과입니다. PPH 수술은 자동문합기를 사용해, 직장점막을 도넛 모양으로 절제하는 동시에 문합해주는 즉 이어주는 수술이기 때문에 치핵을 직접 제거하지 않습니다. 치핵을 직접 제거하지 않아도 직장점막을 제거하고 위로 당겨 문합해주기 때문에 치핵이 항문 속으로 당겨져 올라간다는 이론이지요. 그러나 좀 심하게 말하면 눈 가리고 아웅 하는 것입니다. 항문 밖에서 보이던 치핵을 항문 안쪽으로 당겨 넣은 것에 불과하니까요. 결국은 시간이 지나면 또다시 밀려나오게 될 가능성이 많지요.

한 가지 더 이야기하는 게 있습니다. 직장점막을 원형으로 잘라내게 되면 위에서 치핵으로 내려오던 동맥이 절단되기 때문에 결국 혈액공급이 끊겨 남아 있던 치핵이 쪼그라든다는 것이지요. 그러나 이것도 희망사항일 가능성이 많습니다. 치핵으로의 혈액공급은 이동전화 수신 망처럼 복잡하게 연결이 되어 있기 때문에 위에서 오던 혈액이 중단되어도 바닥 등 주변에서 얼마든지 피가 공급되기 때문이지요.

그러니 결과는 기대 이하일 때가 많습니다. 그러나 오늘 검사를 받은 환자분은 거기서 한발 더 나간 분이었습니다. 검사결과를 설명드리다 직장에 있는 작은 철사고리(자동문합기에서 사용하는 호치키스 같은 철사고리) 사진 때문에 자연히 치핵수술로 이야기가 전개되었습니다. 1년 전, 항문이 가려워서 모 외과에 갔더니 밖에 나와 있는 치핵을 수술해야 한다고 권해 이 수술을 받았다는군요.

정말 이런 얘기를 들을 때마다 안타깝습니다. 항문이 가려운 건 밖에 나와 있는 치핵이 아니라 항문소양증이라고 부르는 항문 주위 피부질환의 증상이기 때문입니다. 보통 스테로이드 연고를 며칠 바르면 좋아지는 피부병인데 엉뚱한 치핵수술을 한 것이지요. 그것도 항문 밖에 있는 외치핵엔 아무런 효과도 없는 PPH수술을 말입니다. 그러니 소양증도 치핵도 그대로 남아 있을 수밖에 없는 것입니다.

29.
어느 개그우먼의 치핵수술

모자를 푹 눌러 쓴 여성이 진료실에 들어왔습니다. 모자를 벗은 얼굴을 보니 어디서 많이 본 듯한 분이었습니다. 알고 보니 매우 유명한 개그우먼이더군요. 아주 바쁜 방송 스케줄에도 불구하고 빈발하는 항문 통증을 이번 기회에 완전히 해결하고자 굳게 마음을 먹고 오셨답니다. 그래서 수술스케줄을 잡고 바로 수술을 해드렸습니다.

며칠 뒤 모 방송국에서 전화가 왔습니다. 이분이 공동 진행을 맡고 있는 방송국 토크 쇼 프로에 출연을 해달라는 부탁 전화였습니다. 결국 이분은 수술 후 7일째 되는 날, 저와 함께 프로에 출연해 2시간에 걸쳐 녹화를 했습니다. 여성으로서 부끄러울 만도 한데, 많은 분들이 시청하는 TV 프로를 통해 자신이 치핵수술받 았다는 것을 당당하게 드러내며 오히려 재미있는 이야깃거리로 만드는 것을 보며 역시 프로는 다르다 싶었습니다.

그렇습니다.

프로는 자신이 하고 있는 일을 위해서라면 자신의 모든 것을 던질 수 있어야 한다고 생각합니다.

자존심, 부끄러움, 체면 또 다른 그 무엇들. 이런 것들을 극복해 내지 못한다면 진정한 프로라고 말할 수 없을 것입니다.

30

생각대로 되는 치핵수술의 결과

아주 의젓해 보이는 분께 치핵수술을 해 드린 적이 있습니다. 퇴원 후 첫 외래에 왔을 때 보니 상처가 너무 깨끗하게 나아가고 있습니다. 그런데 대뜸 하는 말씀이 "혹시 저 이차 출혈하는 건 아니겠지요? 친한 친구도 수술을 받았는데 출혈이 많이 되었다고 해서 너무 걱정이 됩니다."라면서 약간 퉁명스럽게 말씀하는 게 아니겠습니까?

상처도 아주 깨끗하고 아주 만족스럽게 잘 낫고 있는데, 전혀 안 그래 보이는 분이 퉁명스러운 말투로 지나친 염려를 하는 게 좀 속상하기도 해서, "왜 그런 지나친 염려를 하시느냐?"라고 조금은 나무라듯 말씀드렸지요. 절대로 그럴 일 없을 거라고 다짐을 하면서 말입니다.

그런데 다음날 아침에 출근을 하고 보니 아뿔싸, 이분이 밤 동안에 병원에 와있는 게 아니겠습니까? 자신이 염려하던 대로 이차 출혈이 있었던 것이었습니다. 다행히 많이 출혈된 건 아니라서 몇 시간 안정을 하곤 귀가했습니다.

많은 분들을 수술하다 보니 수술받은 환자분들의 반응이 참 다양하다는 것을 알게 됩니다. 불편이 좀 있더라도 무시하고 항상 "좋습니다. 아주 좋아졌습니다. 선생님, 감사합니다!"를 연발하는 분들이 있는가 하면 "상처가 정말 잘 나을까요? 혹시 덧나는 건 아니겠지요? 아는 누구는 출혈을 해서 다시 왔다고 하던데, 나도 혹시 그러진 않겠지요?" 등등 온갖 걱정을 입에 달고 있는 분들이 있지요. 그런데 이렇게 다양한 성품의 환자분들을 경험하면서 깨닫게 된 사실 한 가지가 있답니다. 그건 바로 생각대로, 염려대로 될 때가 많다는 것이지요.

'상처가 잘 낫지 않으면 어쩌나'라고 마음에 염려를 하면 우리 몸의 자율신경 중에서 교감신경이 흥분을 하게 됩니다. 교감신경은 놀랐거나 공포감에 떨 때 활성화되는 신경이지요. 그럴 때는 얼굴이 하얗게 질리잖아요. 긴장된 상황이라 혈액을 뇌와 근육 쪽에 집중적으로 보내기 위해, 활성화된 교감신경이 피부 혈관을 수축시켜서 그런 것입니다. 비상사태라고 판단했기 때문에 뭔가 행동을 취할 준비를 하는 것이지요. 이렇듯 교감신경이 흥분하면 비상사태에 대비해 뇌와 근육으로 많은 혈액이 공급됨으로써 결과적으로 수술한 항문 상처로는 피가 잘 공급이 안 되는 것이지요. 그 결과는 무엇일까요? 정말로 '상처가 잘 안 낫는' 것이랍니다. 그러니까 염려를 지나치게 하면 상처가 잘 낫지 않는 게 당연한 결과입니다.

피가 많이 날 것을 염려하는 분들껜 어떤 일이 일어날까요? 이런 분은 꿰맨 상처가 찢어질까 봐 최대한 항문을 긴장시키면서 변을 보는 경우가 많습니다. 그런데 이렇게 되면 변이 나올 때 마찰이 심해져서 상처에 붙어있던 딱지가 무리하게 떨어질 위험이 많아지는 것이지요. 상처에 앉은 딱지를 억지로 떼면 피가 흐르는 것처럼 이렇게 해서 생기는 게 바로 2차 출혈입니다. 그러니까 피가 나면 어쩌나 염려를 하는 분들 중에 실제로 피가 나는 경우가 많아지는 것도 당연한 결과입니다.

반면에 만사 OK 성격을 가지신 분들은 마음이 태평세월이라소화기관과 피부로 가는 혈액순환이 좋으니까 당연히 영양 섭취도 좋고 상처에도 혈액순환이 충분하고, '설마 무슨 일이 생기겠어?' 하는 긍정적인 마인드로 변도 편하게 보니까 변 볼 때 딱지가 무리하게 떨어지는 일도 적게 되지요. 결국 이렇게 맘 편한 분들은 편하게 생각하시는 대로 상처도 잘 낫게 되는 것입니다.

수술 결과는 수술받은 분의 생각대로, 염려대로 되는 일이 많다는 사실.

이게 외과의사 수십 년 경험에서 발견한 소중한 사실입니다.
귀하는 어느 쪽을 택하겠습니까?

31

빨간색 이름표

어느 병원에나 입원을 하면 병실 문 옆에 이름표가 붙습니다. 일종의 문패 같은 것이지요. 저희 병원에서도 역시 이름표를 붙이는데 특별한 점은 이름표가 여러 가지 색깔로 되어 있다는 것이지요. 외과의사가 여러 명이다 보니 어느 의사가 수술한 분인지 쉽게 구별하기 위한 목적입니다.

그런데 저에게 수술을 받으신 분들은 해병대 장병들처럼 빨간색 이름표를 붙입니다. 벌써 20년이 넘은 전통이지요. 제게 수술받으신 분들의 이름표가 처음부터 빨간색이었던 것은 아닙니다. 사실 너무 강렬한 색이라서 저는 개인적으로 빨간색을 그렇게 선호하지 않는 편입니다. 그래서 처음엔 제가 좋아하는 초록색 이름표를 사용했었지요.

빨간색 이름표는 당시 함께 일하던 후배 동료의사가 사용하던 색이었습니다. 그러던 어느 날 이 후배 의사가 제게 이런 투정(?)을 하는 게 아니겠습니까?

"형님! 나 빨간색 이름표 좀 바꿔 주소. 빨간색 이름표를 쓰니까 자꾸 수술한 환자들이 피가 나서 다시 오잖아요. 나 이제 더 이상 빨간색 안 쓸라요."

치핵수술 후엔 드물게 이차 출혈이라고 부르는 출혈 현상이 수술 1주를 전후 해서 발생하는 경우가 있습니다. 상처에 앉았던 딱지가 변에 의해 강제로 떨어지며 나타나는 현상이지요. 그런데 이 후배의사 환자분 중에 이런 분들이 유독 많았던 것입니다.

수년간 사용하며 볼 때마다 마음에 들던 초록색 이름표였지만, 이 말을 듣고 저는 선뜻 그 후배에게 초록색 이름표를 넘겨주었습니다. 대신 빨간색 이름표를 제가 사용하게 되었지요. 이렇게 해서 제 환자분들이 사용하는 이름표가 빨간 이름표가 되었습니다. 벌써 20년이 더 넘은 일이라 이젠 빨간 이름표가 제겐 정겨워 보일 정도가 되었습니다. 다행히 빨간색 이름표를 쓴 뒤로도 출혈이 많은 것은 아니라서 감사하고요.

32.
치핵수술 날을 제2의 생일로

J씨는 아침 일찍 출근해서 밤늦도록 일하는 회사원입니다. 군대 시절부터 거의 20년간이나 치핵과 함께 살아왔습니다. 20년간 병을 키워오다 보니 탈항 되는 정도가 너무 심해졌습니다. 그래서 변을 본 후엔 꼭 샤워기로 씻고 연고를 바른 후 조심조심 탈항 된 치핵 덩어리를 손으로 밀어 넣어야 들어가는 정도가 되었습니다. 언제부턴가는 이른 아침부터 출근을 해야 하는 회사원으로서 아침에 이 번거로운 일을 치르는 대신, 퇴근 후에 집에 와서 화장실을 가는 것이 습관이 되었습니다.

그런데 문제는 간혹 낮에 속이 좋지 않아서 화장실에 가야 되는 경우입니다. 이런 상황이 되면 정말 낭패입니다. 회사 화장실에서 마음 편하게 뒤처리를 할 수 없기 때문입니다. 그래서 가능하면 참으려고 노력을 하지만, 정 상황이 급하면 근처 모텔로 뛰어가 해결을 하기도 했답니다. 한 번은 외근 중에 급하게 신호가 왔는데, 다행스럽게 집이 멀지 않아 집에 가서 해결했다네요. 이렇게 많은 불편을 참으면서 버텨온 J씨가 이젠 도저히 더 견딜 수 없다는 생각 끝에 저희를 찾아왔습니다.

최근에 회사를 옮겼는데, 일도 늦게 끝날 뿐 아니라 회식이 많아서 음주 역시 잦아지니 치핵이 점점 더 심해졌다고 합니다. 전에는 어렵게라도 탈항 된 치핵 덩어리를 손으로 밀어 넣을 수 있었는데, 이젠 밀어 넣어도 잘 들어가지 않는 상태가 되었습니다. 그래서 최근 몇 주 동안은 저녁에 변을 보고 잘 씻고 처리를 한 후에 엎드려서 잠을 잔다고 했습니다. 이렇게 잠을 자고 아침에 일어나면 치핵 덩어리가 다 들어가 있다며, 처음엔 엎드려 자는 게 습관이 되지 않아서 무척 힘들었었는데 이젠 그것도 익숙해졌다며 멋쩍게 웃었습니다. 이렇게 고생하던 J씨도 수술 후 3주 만에 완쾌가 돼서 마지막 진료를 받으러 왔습니다. 정말 요즘은 새로 사는 것 같다고 좋아하며 수술받은 날을 제2의 생일로 삼아야겠다고 농담을 했습니다.

치핵은 화이트칼라 병이라고도 불리는 병입니다. 주로 앉아서 생활하는 회사원이나 전문직에서 잘 생기는 질환입니다. 오래 앉아 있다 보면 항문 혈관에 피가 쏠리고 그러다 보면 항문 혈관이 팽창되어 늘어지기 때문입니다. 이것이 바로 치핵입니다. 어떤 분들은 청결하지 못해서 치핵이 걸렸다는 생각에 스스로 부끄러워하기도 하는데 절대 그렇지 않습니다. 치핵은 아무나 걸리는 병이 아니라 공부 열심히 하고 일 열심히 하는 모범생과 모범사회인이 잘 걸리는 병이니까 어깨를 펴셔도 됩니다.

치핵 환자, 파이팅!
그렇다고 J씨처럼 너무 버티진 마십시오.

33

어느 성악가의 치핵수술

40대 남성인 K씨는 병원을 찾기 전부터 알고 지낸 분이었습니다. 10년 전부터 치핵을 앓아 왔었는데, 최근 들어 증상이 점점 심해지는 것이 느껴진다고 말했습니다. 통증이 찾아오는 주기의 간격이 점점 빨라지고 있고, 통증의 지속 시간도 걸어져 더 이상 참기가 힘들어 졌습니다. 그럼에도 K씨는 수술을 결심하기가 어려웠습니다. 증상이 악화되어 수술받는 것이 공포스럽기도 하지만, 더 문제는 K씨의 직업이었습니다. 성악가라서 일정을 조절하기가 어려웠기 때문입니다. 짧게는 6개월 후, 길게는 1년 후까지의 공연 스케줄이 항상 잡혀 있었고 그에 따른 연습 일정 또한 빡빡했으므로 수술을 받으려면 모든 일정을 재조정해야 했습니다.

K씨는 저에게 그런 저간의 사정과 고통을 호소했습니다. K씨가 가장 난감했던 것은 무대에 서서 고음을 지르다 보면 치핵 덩어리가 빠져 탈항이 되는 것이었습니다. 뱃속의 압력이 올라가면서 치핵 덩어리가 빠져나오게 되는 것입니다. K씨는 공연 중에 치핵 덩어리가 언제 빠질지 몰라 항상 마음이 불안하고 그러다 보니 이상한 느낌이 올 때는 무대에서 빨리 내려가고 싶은 조급증이 생기기도 했답니다. 일정을 조정하기가 힘든 K씨였지만 결국 수술을 받기로 결심을 했습니다.

수술 스케줄을 잡고 보니 두려움이 더 든다며 수술을 연기하려고 했지만 반 강제로 수술을 받으시도록 강권했습니다. 우여곡절 끝에 K씨는 벼르고 벼르던 수술을 받았습니다.

실제로 수술해보니 치핵뿐만 아니라 치열까지 있었고, 더 악화될 수 없을 정도로 심한 상태였습니다. 일반적으로 치핵수술은 40분 정도가 걸리는데, K씨의 경우는 1시간이 걸렸습니다. 그래도 말끔하게 수술이 잘 되었습니다. 다음 날, 회진을 가서 K씨에게 밤새 많이 아프셨냐고 물었더니, 수술 전 변 볼 때의 통증보다 오히려 적었다며 신기해 했습니다. 그동안 바쁜 일정을 핑계 대면서 수술을 미뤘지만 사실은 수술 후에 많이 아플까 봐서 그랬다며 그 긴 세월 고통을 참아온 자신이 얼마나 미련했는지 후회

된다고 멋 적게 웃었습니다. K씨는 다음날 퇴원을 하고 이후 통원 치료를 두 번 정도 하시곤 잘 나아서 편하게 지내고 있습니다. 아마 지금은 훨씬 더 자신 있게 무대 위에서 자신의 실력을 뽐내고 있을 것으로 믿습니다.

34.
수술이 아니라
치핵을 죽이고 있는 거네요

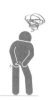

어느 날 저녁 회진 도는데 한 환자분이 그러더군요. "선생님, 정말 하루 종일 힘들게 노동을 하시는군요." 그래서 "외과의사는 원래 노동자입니다."라고 말씀드렸지요.

그렇습니다. 외과의사는 노동자입니다. 중년의 나이를 넘어가는 주변의 친구들을 보면, 본인이 직접 몸을 움직여 어떤 일을 하기보다는 지시하고 감독하는 그런 일들을 주로 하더군요. 그런데 외과의사는 그런 일만 하고 있을 수가 없습니다. 찾아오는 환자 한 분 한 분을 직접 손으로 진찰도 하고 수술도 해드려야 하니까요. 그래서 많은 경우 "참 힘들다." 하다가도, 곧 그게 외과의사의 복이라는 걸 깨닫곤 합니다. 외과의사는 언제까지나 뒷전이 아니라 앞전에 머물 수 있을 테니까요. 보람이고 기쁨입니다.

요즘 들어 왜 그렇게 재발한 치핵으로 찾아오시는 분들이 많은지 모르겠습니다. 오늘 수술하신 한 분도 모 대학병원에서 15년 전에 수술한 후 수년 전부터 다시 심하게 불편해져서 찾아오신 분입니다. 재발한 치핵은 정말 수술하기가 힘듭니다. 정말 어떤 땐 아득하기도 합니다.

치핵이란 병이 원래 혈관이 팽창되어 생기는 일종의 정맥류인데, 재발한 경우 혈관이 특히 많이 증식되어 있기 때문에 몸 여기저기에 솟구치는 피 공세를 받아가며 수술을 하기도 합니다. 오늘도 상처에서 갑자기 뿜어져 나온 환자분의 피가 어시스트 하는 간호사 얼굴에 뿌려졌습니다. 이렇게 수술하는 걸 보아서인지, 수년 전 일본에서 온 대장항문전문병원 원장이 "이건 치핵수술을 하는 게 아니라 치핵을 죽이고 있는 거네요."라는 말을 하더군요.

"이젠 제 모습이 나오네요."

한참 옆에서 사투를 함께 벌이던 간호사가 혼잣말처럼 말하더군요. 그렇습니다. 아무리 힘들어도 어느덧 제대로 된 항문 모양이 만들어져 가는 것을 보는 보람이 있습니다. 힘든 날이었지만, 오늘도 감사한 하루였습니다.

35.
치핵수술은 항문성형수술

치핵수술은 매우 힘든 수술이라고 늘 말씀드리지만, 사실 쉽게 하자면 한 없이 쉬운 수술이 치핵수술이기도 합니다. 5분 만에 수술을 마치고 의기양양해 하는 분을 뵌 적도 있으니까요.

올림픽 경기에 비유해서 수술을 두 가지 종류로 나눠보겠습니다. 하나는 100m 달리기 같은 수술이지요. 누가 뛰어도 똑같이 100m를 뛰는 것입니다. 그러니까 이런 수술은 빨리 하는 게 실력이고, 자랑입니다. 그러나 또 다른 수술의 종류가 있습니다. 그것은 양궁과 같은 수술이지요. 누가 쏘느냐에 따라 결과가 달라집니다. 모든 화살을 10점 과녁에 쏘아 만점으로 세계기록을 세우는 선수도 있고, 심지어는 옆에 있는 다른 경기자 과녁에 쏜 선수가 있었다는 얘기도 들었습니다. 그런데 양궁 경기에서 '10초 만에 세 발을 다 쐈다, 15초 만에 다 쐈다'며 자랑하는 사람이 있다면 좀 모자란 사람이겠지요. 중요한 건 점수지 얼마나 빨리 쏘느냐가 아니니까요.

외과 수술 중에 충수절제술은 8:2 정도로 100m 달리기 쪽에 더 가까운 수술이고요. 치핵수술은 1:9 정도로 양궁 쪽에 가까운 수술입니다.

다시 말해 치핵수술은 시간을 들여서라도 꼼꼼하게 해야 하는 수술이고 수술하는 사람에 따라 차이가 많이 나는 수술입니다. 바로 미용 성형수술과 같습니다. 이렇게 말씀드리면 항문 쪽에 무슨 성형수술이냐고 하실 분이 있겠지만 실제로 많은 분들은 "예쁘게 수술해 주세요."라고 부탁을 하기도 합니다. 치핵수술은 항문성형수술이라고 해도 과언이 아닙니다.

36.
치핵수술 후 생기 변실금 증상

치핵수술을 한 후에 변을 참기가 어려워졌다고 말씀하는 분들이 간혹 있습니다. 물론 수술할 때 괄약근이 손상을 입었다면 당연히 그런 증상이 나올 수 있을 것입니다. 그러나 항문수술을 많이 하는 전문병원에서 수술받았다면 변실금이 생길 정도로 괄약근이 손상을 입을 가능성은 거의 없다고 봐야 합니다.

그런데도 불구하고 젊은 시절 치핵수술을 했는데 연세가 드신 후 변을 참지 못하겠다고 말하는 분들이 있습니다. 때론 이전에 없던 변실금 증상이 수술 직후 나타났다고 불편을 호소하는 분들이 있습니다. 특히 연세가 드신 여성들 중에 그런 분들이 많습니다.

과연 그 이유가 무엇일까요?

여성분들은 남성에 비해 몸 근육의 볼륨이 대체적으로 적습니다. 따라서 항문괄약근도 얇고 약한 경우들이 많습니다. 또 여성들은 출산 과정에서 항문괄약근에 연결된 운동신경, 즉 회음신경에 손상을 입는 경우들이 종종 있습니다. 항문을 비롯한 회음부전체가 아래쪽으로 심하게 밀리기 때문에 척추 마디 사이에서 나와 항문괄약근에 연결된 신경섬유가 지나치게 늘어나는 힘을 받게 되기 때문이지요. 이 과정에서 미세한 신경섬유들이 부분적으로 끊어지는 손상을 입게 되고, 결과적으로 항문괄약근에 운동신호 전달을 제대로 하지 못하게 됩니다. 중풍으로 마비가 되었다가 회복된 팔 다리가 아무래도 힘에 부치는 것과 같은 현상입니다. 뿐만 아니라 여성들은 변비가 생기는 경우가 많아 힘을 많이 주며 변을 보는 과정에서도 괄약근이 약해지게 됩니다.

이렇게 연세가 들수록 여성들은 항문괄약근이 약해져 있을 가능성이 높아집니다.

국내 연구진이 2012년도에 발표한 한 논문(HW Kang et al. Prevalence and predictive factors of fecal incontinence)에 의하면 1,149명을 대상으로 조사해본 결과 50세 이하는 4.9%, 51세 이상은 10.4%에서 변실금이 있다고 했습니다. 이와 같이 젊은 시절 수술받고 오랜 세월이 흐른 후 변실금이 생기는 많은 분들은 수술에 의한 영향보다는 노화에 따른 자연적인 결과일 가능성이 많습니다.

 그렇다면 수술 전에 없던 변실금 증상이 수술 직후에 나타나는 것은 어떻게 설명이 되냐고요?

 치핵은 항문통로에 부풀어 늘어져 있는 덩어리입니다. 수도관에 찌꺼기가 끼어 있듯이 항문통로에 치핵이라는 찌꺼기가 끼어 있다고 비유할 수 있습니다. 수도관에 찌꺼기가 끼어 있어서 통로가 좁아지면 물 흐르는 것을 방해하듯이, 항문통로에 있는 치핵 덩어리도 사실 괄약근을 조여야 하는 입장에서는 힘을 보태는 역할을 하게 됩니다. 중간에 치핵 덩어리가 있기 때문에 괄약근을 약간만 조여도 변이 흐르는 것을 막는데 크게 어려움을 느끼지 않는 것이지요. 그런데 '도움을 주던' 치핵 덩어리가 수술로 제거되고 나면 이젠 오로지 괄약근이 모든 책임을 다 져야 하는 것이지요. 그래서 수술 후엔 힘을 더 주어야 수술 이전과 같은 효과를 볼 수 있게 됩니다.

 다행히 대부분의 사람들은 항문괄약근의 힘에 충분한 여유가 있기 때문에 치핵이 제거된 이후의 변화도 쉽게 극복을 할 뿐만 아니라 변화 자체를 느끼지 못하기도 합니다. 그러나 위에서 말쏠드린 상태에 있는 분들은 이 작은 차이를 크게 느끼게 될 수 있고, 이런 분들이 "수술 후 변 참기가 어려워졌어요."라고 호소를 하게 됩니다. 어떤 분들은 수술을 잘 못해서 그렇게 되었다고 생각을 합니다만 사실은 이런 이유 때문인 경우가 대부분입니다.

이런 여러 가지 사항을 고려하신 후에도 치핵 출혈이 많아 심한 빈혈이 있는 분들이나 탈항 증세가 너무 불편한 경우엔 치핵을 해결하는 것이 더 중요한 일일 수도 있습니다. 따라서 일단 수술을 받고 수술 후 이런 증상이 나타날 경우 대책을 찾는 것이 더 현실적입니다.

치핵수술 후 항문이 약해졌다고 느끼는 분들은 평소 배탈이 나지 않도록 조심하고 변이 무른 분들은 좀 더 단단하게 만들어 주는 게 좋습니다. 그리고 항문을 조이는 운동인 케겔운동을 규칙적으로 하는 것이 도움이 될 수 있습니다.

37

'거짓 수술 후기' 유감

오전에 내시경검사를 하는 중에 내과 과장으로부터 안타까운 이 야길 들었습니다. MBC의 〈불만제로〉란 프로에서 병원 홈페이지 의 '치료 후기'에 대한 신랄한 비판이 있었다는 것입니다. 더구나 이런 비판의 중심에 성형외과와 함께 '항문외과'가 있었다는 이 야기였습니다. 내용인 즉, 병원 홈페이지에 올라가 있는 치료 후 기들 중 일부가 병원들에서 대행업체에 맡겨 허위로 올리게 한 글들이거나, IP 주소 추적을 해보니 심지어는 병원 직원들이 직접 자작해 올린 내용들이었다는 것입니다.

저도 이런 비판이 전적으로 잘못된 것이라고는 생각지 않습니다. 얼마 전 저희 병원 홈페이지 리뉴얼을 책임 맡은 업체의 담당자가, 유지보수를 하게 되면 치료 후기도 책임져야 하느냐는 질문을 하더군요. 그게 무슨 뜻이냐고 되물었더니, 이전에 홈페이지를 제작해 준 적이 있는데, 유지보수 기간 동안 하루에 몇 개씩 허위 후기를 써 올리느라고 너무 힘들었다고 대답을 하더군요. 참기가 찰 노릇이었습니다.

이후 알게 된 또 다른 사실은 대행업체 직원들이 대신 글을 써 올리는 '짝퉁' 블로그들도 많다는 것이었습니다. 업자들이 여기저기 다니면서 모은 자료들을 짜깁기해 글을 올리다 보니 블로그들마다 유사한 사진과 내용들이 참 많습니다. 심지어는 제가 쓴 글이나 저희 홈페이지에 올린 글을 문단째 복사해 자신들이 쓴 것인 양 올려놓은 글들도 몇 번 발견한 적이 있습니다. 의사들이 직접 글을 쓴다면 이렇게는 하지 않았을 텐데, 업자들에게 맡기다 보니 이런 일들이 발생하는 것입니다.

어쨌든 이런 중심에 항문외과가 있었다는 말을 듣고, 항문외과가 참으로 경쟁이 심한 분야라는 생각이 들었습니다. 얼마나 경쟁이 심했으면 '거짓' 후기, '짝퉁' 블로그라도 올려 환자를 유치하려고 하겠습니까? 참으로 안타까운 마음입니다.

그럼에도 불구하고 너무도 소중한 정보인 치료 후기를 포기할 수는 없습니다. 치료 후기는 좋은 병원을 찾는 환자분들의 입장에서는 너무도 소중한 정보의 통로이기 때문입니다. 그러니 비록 이런 거짓 치료 후기들이 물을 흐릴지라도 쉽게 포기하는 것은 현명한 처사가 아닙니다. 진실된 후기들은 분명히 있고, 조금만 주의를 기울여 읽어보시면 그런 '진실 후기'를 찾는 일이 그렇게 어렵지만은 않을 것입니다. 아무리 진실을 위장해도 거짓은 드러날 수밖에 없으며, 아무리 탁한 속에서도 진실은 별처럼 빛나기 때문입니다.

오히려 깊은 밤일수록 별은 더 빛나는 법입니다.

38.

좋은 치핵수술 병원을 찾는 방법

치핵수술 상담을 하다 보면 가끔 "이 병원에서는 치핵을 어떻게 수술하느냐?"고 꼬치꼬치 물어보시는 분들이 있습니다. 물론 환자분들도 알 권리가 있어서 궁금한 것을 질문하는 것을 탓할 수는 없지만, 문제는 이런 질문을 통해 수술법의 우열을 판단하는 건 매우 어렵다는 것입니다.

대장내시경검사 후 검사 결과를 설명드리는 중에 치핵이 꽤 있다고 말씀드렸더니 "어떤 방식으로 수술을 하느냐? 치핵을 잘라내느냐? 다른 어느 병원에서는 속에 것을 파내기만 한다고 하던데 어떻게 다른 것이냐? 어떤 게 더 좋으냐? 모 대학병원에서도 잘라내는 수술을 한다고 하는데 그럼 이 병원에서 하는 것과 같은 것 아니냐?" 이렇게 끝없이 질문하는 분이 있었습니다.

"음식점에 가서 이 집 된장찌개는 옆 집 된장찌개와 만드는 방법이 어떻게 다른지 설명을 들으면, 아, 이 집이 더 맛있겠구나 하고 알 수 있습니까? 음식을 잘하고 못하고는 조리법 설명을 들어서 알 수 있는 게 아니고, 맛을 봐야 알 수 있는 게 아닐까요? 마찬가지로 여기는 치핵수술을 이렇게 하고 저기는 저렇게 한다는 설명만 듣고 수술결과를 짐작할 수 있을까요? 중요한 것은 직접 수술받은 분들의 결과가 아닐까요? 그러니까 정말 좋은 수술을 받고 싶으시면, 수술받은 분들의 경험담을 들어보세요. 그게 제일 정확하고 확실한 방법입니다."

이렇게 해서 간신히 이분의 질문 공세를 막을 수 있었습니다.

그러나 꼭 한 가지 말씀드릴 게 있긴 합니다. 그건 요즘 많은 병원에서 하고 있는 PPH수술이라는 자동문합기 치핵수술은 가급적 피하는 게 좋다는 것입니다. 그 이유는 다음과 같습니다.

첫째, 자동문합기 수술은 치핵 덩어리를 직접 제거하는 수술이 아니라 처진 치핵 덩어리를 속으로 당겨 집어넣어주는 수술이기 때문입니다. 그래서 재발 위험이 많습니다.

둘째, 자동문합기 수술은 직장점막을 잘라내는 수술이기 때문에 외치핵은 전혀 손을 댈 수가 없습니다. 따라서 수술 후 항문 주변이 깨끗해지지 않습니다.

셋째, 이런 결정적인 단점을 보완하기 위해 일부 병원들에서는 PPH 치핵수술을 하면서 동시에 추가로 전통적인 방식의 치핵절제술을 함께 하기도 합니다. 그러나 이럴 바에야 자동문합기 치핵수술을 할 이유가 전혀 없습니다. 왜냐하면 자동문합기 치핵수술을 하는 목적은 통증이 심한 치핵 부위는 자르지 않고 통각신경이 없는 상부의 직장점막을 제거함으로써 통증 없는 치핵수술을 하자는 데 있기 때문입니다. 따라서 PPH수술을 한 후에 치핵 덩어리들을 추가로 잘라내 통증을 고스란히 느끼게 하는 거라면 애초에 자동문합기 없이 손으로 치핵을 전부 절제하는 게 훨씬 더 깔끔합니다. 이처럼 PPH와 외치핵절제술을 동시에 하는 것은 죽도 밥도 아닌 수술이라는 게 저희의 판단입니다.

굳이 PPH수술의 유용성을 찾는다면 고무밴드결찰술처럼 내치핵만 있는 환자의 경우입니다. 그러나 유감스럽게도 외치핵은 전혀 없이 내치핵만 단독으로 있는 경우가 많지 않습니다. PPH수술은 결국 고무밴드결찰술의 확장판이라고 보는 게 타당합니다.

수술을 잘 받고 싶은 마음은 누구에게나 공통입니다. 그래서 그 병원의 수술 후기가 중요한 것입니다. 수술 후기를 꼭 읽어보거나 수술받은 분께 직접 들어 보기 전에는 병원을 서둘러 결정하지 마십시오. 치핵수술은 자칫 재발도 많고, 후유증도 생길 수 있는 수술이기 때문입니다.

III

치열

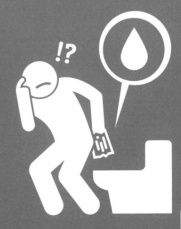

01.

20대 여성 만성치열수술

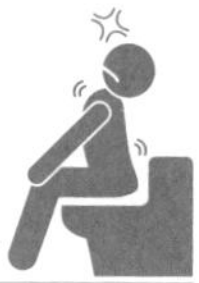

20대 여성이 항문 옆에 여드름 같은 게 생겨서 자꾸 붓는다며 어머니와 함께 병원에 오셨습니다. 자세히 여쭤보니 가끔 변 볼 때 통증도 있고 피도 난답니다. 여기까지 들어보니 대충 짐작이 되었습니다. 진찰해 보니 짐작대로 만성치열이었습니다. 환자분이 여드름 같다고 말한 것은 치열 상처로 인해 생긴 췌피였습니다. 이 췌피가 가끔씩 붓기 때문에 부었다 가라앉았다 한다고 말한 것입니다. 간단한 검사 후 수면 주사를 놓고 잠이 든 사이 항문 한 곳에 국소마취를 하고 섬유화되어 굳어진 내괄약근의 끝 부분을 살짝 끊어주었습니다. 췌피도 물론 잘라 주었고요. 수술은 2~3분 남짓 걸렸고, 15분 정도 더 잠을 자고 깨신 후 바로 귀가를 했습니다.

치열이 세 군데나 있어 너무 아팠어요

치열이 세 군데나 있던 40대 중반의 남성이 온 적이 있습니다. 얼마나 고통이 심했던지 얼굴에 병색이 깊어 보일 정도였습니다. 수면 국소마취를 하고 2~3분도 안 걸려 간단히 수술을 했고 잠이 깬 후 바로 귀가했습니다. 치열 상처 밖으로 췌피가 자라 있어서 한 번에 같이 잘라주었습니다.

이분이 1주 만에 내원을 하였습니다. 얼굴이 무척 밝아져 있었습니다. 수술 전 걷기도 힘들어할 정도로 아파했던 분인데 너무 좋아진 것입니다. 재진 후 가시면서 "감사합니다!"를 연신 되풀이했습니다.

03.
30대 남성의 만성치열수술

오늘 30대 초반의 남성이 만성치열수술을 받았습니다. 이분은 실은 2달 전에 외래로 왔었는데, 당시 이미 항문이 좁아진 만성치열로 보여서 수술을 권해드렸었습니다. 그러나 수술받는 게 무섭다며 그냥 가셨던 분입니다. 이분이 오늘 다시 오셨기에 어떻게 지내셨느냐 물어봤습니다. 그랬더니 두 달간 하루 두 번씩 꼬박 좌욕도 하고 신경도 많이 썼는데, 그래도 아직도 완전히 낫지 않았다고 했습니다. 다시 진찰을 해봤지만, 이전에 봤던 대로 만성치열이었습니다. 그래서 "평생 꼬박꼬박 좌욕을 하고 신경 쓰며 사실 수 있겠습니까?" 하고 물었습니다. 그랬더니, "아무래도 안 될 것 같아요." 하고 대답했습니다.

결국 오늘 큰 맘 먹고 수술을 하기로 했습니다. 바로 간단한 몇 가지 검사를 하고, 수술실에 올라가 수술침대에 엎드린 상태에서 수면주사를 놓고 바로 수술을 해드렸습니다. 항문을 마취하고 보니 치열이 너무도 깊게 생겨 있었고 보초 치핵^{sentinel pile}도 생겨 있었습니다. 이 sentinel pile은 치열이 아주 오래된 경우에만 생기는 것입니다. 오래 버틴 증거입니다. 그렇지만 항문을 조금 넓히고 매우 큰 보초 치핵을 잘라내는데 3~4분도 걸리지 않았습니다. 수술이 잘 되었고, 잠에서 깬 후 바로 귀가했습니다.

이렇게 간단히 해결되는 치열인데 수술이 무섭다고 평생 신경을 쓰면서 사는 건 너무 억울한 일입니다.

04.
치열이란 어떤 병인가?

치열은 변을 볼 때 항문이 찢어지는 병을 말합니다. '만성'이란 단어가 앞에 붙은 만성치열은 항문이 좁아져 있기 때문에 자꾸 찢어지는 상태를 말합니다. 정확하게는 항문을 둘러싸고 있는 두 겹의 괄약근 중 점막 바로 밑에 있는 내괄약근의 말단부가 실처럼 굳어지면서 길이가 줄어들어 항문통로가 좁아진 상태를 말합니다. 좁아져 있는 항문통로를 변이 통과할 때 마찰이 생기며 항문이 찢어지게 됩니다. 그 결과 변을 볼 때 아프고 피가 납니다. 초기엔 이런 현상이 가끔씩 나타나지만 더 심하게 좁아지면 매번 찢어지기도 합니다. 상처를 살짝 건드리는 듯한 통증에서부터 뒷다리가 당길 정도의 심한 통증까지 나타납니다. 휴지나 변에 피가 약간 묻는 정도가 대부분이지만, 변기 물이 빨갛게 물들 정도로 출혈이 되기도 합니다.

문제는 만성치열, 즉 항문이 좁아진 상태에 일단 이르게 되면 시간이 갈수록 점점 더 심해진다는 것입니다. 상처가 반복될수록 내괄약근의 섬유화가 더 심해지고 항문이 더 좁아지기 때문입니다.

05.

치열 출혈과 치핵 출혈의 차이

치열은 배변 시 피가 나는 경우가 많습니다. 치열 외에도 내치핵에서도 피가 흔히 날 수 있는데, 내치핵 출혈과 치열의 출혈은 어떻게 다를까요?

　내치핵에서 피날 때 상처가 생기는 부위는 직장 점막입니다. 점막은 약해서 쉽게 상처가 생겨 출혈이 되고 대개 출혈량이 많지만, 통각신경이 없기 때문에 전혀 아프지 않습니다. 반면 치열 상처는 항문 바로 안쪽 통로에 생깁니다. 피부로 덮여 있는 이 부위는 매우 예민한 부위라서 찢어질 때 통증을 느끼지만 출혈량은 많지 않습니다. 치열 초기엔 살짝 긁히는 느낌만 들기도 합니다.

결국 지열의 주 증상은 통증이 동반된 소량의 출혈로서 피 색깔은 선홍색이며 휴지에 묻는 정도일 때가 많습니다. 통증은 긁히는 정도의 느낌부터 변 본 후 수 시간 뒤까지 극심한 통증을 느끼는 분도 있습니다. 반면 내치핵에 의한 출혈은 변기 물에 많은 양의 빨간 잉크를 풀어 놓은 것처럼 보일 때가 많으나 통증이 전혀 없어 때론 출혈이 되는 것을 모르고 지나칠 수도 있습니다.

06

치열은 급성치열과
만성치열로 나뉘어집니다

만성치열은 시작된 지 3개월 이상 된 치열을 뜻하기도 하지만 더 중요한 건 항문에 이차적인 변화가 동반되어 있는 상태를 말합니다. 이차적인 변화로는 상처로 인해 노출된 내괄약근이 섬유화되면서 항문이 좁아져 있는 현상과 항문 주변에 피부가 늘어져 생기는 췌피가 있습니다. 변이 굵지 않은데도 항문이 반복해서 찢어진다면 만성치열일 가능성이 높습니다. 만성치열은 항문이 이미 좁아져 있기 때문에 수술로 좁아진 항문을 넓혀 주어야만 근치가 됩니다.

급성치열은 생긴 지 얼마 안 된 치열을 말합니다. 보통 3개월

미만을 기준으로 합니다. 괄약근이 아직 섬유화 되지 않아 항문이 좁지 않습니다. 따라서 원직적으로 수술이 필요치 않으며, 좌욕과 변을 굵고 부드럽게 만들어 주는 보존적 치료로 증상이 호전될 수 있습니다.

그러나 급성치열이 반복되면 항문이 서서히 좁아지면서 만성치열로 진행됩니다. 따라서 급성치열을 앓았던 분은 평소 식이섬유를 충분히 드셔서 변이 부드러우면서 굵게 나오도록 하는 것이 좋습니다. 때론 생긴 지 얼마 안 된 급성치열임에도 불구하고 보존적인 치료로 나아지지 않고 계속 증상이 악화되는 경우가 있습니다. 이런 경우엔 급성치열임에도 불구하고 수술이 필요할 수 있습니다.

07.

급성치열과 만성치열을
구분하는 기준

치열의 치료법은 급성치열인지 만성치열인지에 따라 달라집니다. 따라서 치열증상이 있으면 이 두 가지 중 어느 쪽인지를 구분하는 것이 중요합니다.

급성치열과 만성치열을 가르는 기준은 항문내괄약근이 섬유화되고 좁아져 있는지 아닌지의 여부입니다. 즉 항문 내괄약근이 섬유화 되고 좁아져 있으면 만성치열이고 그렇지 않으면 급성치열인 것입니다. 그러나 환자분 스스로 내 항문이 좁은지 아닌지를 정확하게 확인하는 것은 어렵습니다. 그래서 몇 가지 기준을 가지고 판단을 해보는 것이 좋습니다.

첫 번째 기준은 치열증상이 시작되고 얼마나 되었는지를 계산해 보는 것입니다.

보통 처음 항문이 찢어지고 피가 나는 증상을 경험하고 3개월이 경과되지 않았으면 급성치열, 3개월이 넘었으면 만성치열일 가능성이 많습니다. 그러나 1년 전에 딱 한번 찢어진 적이 있다고 만성치열로 볼 수는 없을 것입니다. 그러니까 비교적 자주 찢어지는 현상이 3개월을 넘었을 때를 만성으로 생각하면 될 것 같습니다.

기간을 기준으로 판단하기가 애매하면 변 상태가 어떨 때 항문이 찢어지는지를 보면 조금 더 도움이 될 수 있습니다. 왜냐하면 변이 굵게 나올 때만 찢어진다면 꼭 항문이 좁다는 것을 의미하는 것은 아니니까요. 따라서 변이 정상이거나 가늘게 나오는데도 불구하고 반복해서 찢어질 때 만성치열의 가능성이 많은 것입니다.

08.

만성치열의 진단

기간을 기준으로 생긴 지 3개월 이상 된 치열을 만성치열이라고 보통 말합니다. 그런데 사실 3개월 이상이란 말이 상당히 애매합니다. 그래서 외과의사들조차도 오해하는 경우가 많습니다.

"아픈 지 2~3주 되었어요." 하고 오시는 환자분들이 많습니다. 또는 "며칠 전부터 그래요." 하는 분들도 많습니다. 이런 분들에게 '아, 그러면 아직 3개월이 안 되었으니 만성치열은 아니겠구나.'라고 판단하여 변 완화제와 연고 등을 처방해주고 마는 경우가 종종 있습니다. 그러나 이런 경우 오진일 가능성이 항상 있습니다. 대부분의 만성치열 환자분들을 보면 심한 통증이 시작된

지 3개월을 넘었다고 말하는 경우가 많지 않기 때문입니다. 사실 3개월 이상 지속적으로 버티기에는 너무 심한 통증인 경우가 대부분이지요.

따라서 치열 증상을 호소하는 환자분들껜 "전에도 가끔씩 항문이 찢어지지 않았나요?"라는 질문을 꼭 해야 합니다. 그런데 이런 질문을 해도 많은 분들은 "아니요."라고 대답을 합니다. 그러나 여기서 질문을 중단하면 안 됩니다. 많은 경우 이번처럼 심한 통증이 없었다는 의미이기 때문입니다. 따라서 한 번 더 질문을 해보아야 합니다. "이번처럼 심하진 않더라도 살짝 찢어지는 증상들은 있었지요?" 그러면 대부분의 환자분들은 그제야 기억을 떠올리며, "네, 가끔 그랬어요. 그런데 이번처럼 심하진 않았는데…." 당연하지요. 이번처럼 심했다면 그때 병원에 왔겠지요. 이렇듯 만성치열로 인한 통증은 세월이 갈수록 그 강도가 심해지는 게 일반적인 경과입니다. 따라서 만성치열이 의심되는 경우엔 반드시 그 시작 시점이 언제인지를 잘 이끌어내야 합니다.

아픈 지 1~2주밖에 안되었다며 오는 분들도 이미 수년 전부터 미약하게나마 치열 증상이 반복된 경우들이 많습니다. 그리고 이런 분들은 대부분 만성치열의 가능성이 많다고 보면 됩니다.

09

치열, 얼마나 흔한 병인가요?

치열로 고통 받는 분들이 얼마나 될까요? 과거 4년여간 저희 병원 홈페이지(www.joyfullhospital.com)에 있는 항문질환 자가진단테스트를 이용한 총 25,087명(남 11,026명, 여 14,061명) 중 치열로 나온 분은 총 6,136명(남 2,136명, 여 4,000명)이었고요. 따라서 자가진단테스트를 이용한 남성의 19,3%와 여성의 28.4%가 치열로 확인된 것입니다.

특히 수술이 필요한 만성치열의 비율은 남성 자가진단자의 15.8%, 여성 자가진단자의 23.6%였습니다. 항문직장에 불편을 느끼는 분들 중 많은 분들이 치열 때문인 것으로 확인된 것입니

표1. 연령대별 만성치열 비율

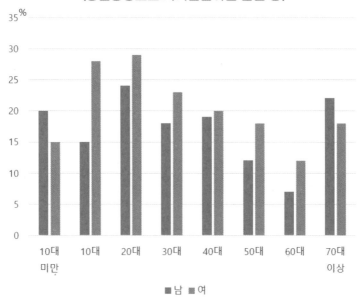

연령대별 만성치열 비율
(항문증상으로 자가진단하신 분들 중)

다. 참고로 성별·연령대별 만성치열 자가진단 빈도는 다음과 같았습니다.

비록 항문직장 증상이 있어 자가진단을 해본 분들 중에서의 비율이긴 하지만 전 연령대에 걸쳐 수술이 필요한 만성치열의 증상을 호소하는 분들이 상당히 많다는 것을 알 수 있습니다. 치열은 아무래도 변비가 흔한 젊은 여성에게 잘 생기는 경향이 있습니다. 다이어트, 바쁜 아침 출근 준비, 외부 화장실 기피 등이 젊은 여성들에겐 흔하기 때문입니다. 병원에 오는 것이 부끄러워서, 심한 통증과 출혈 등 치열 증상을 식사와 변 조절, 좌욕 등으로 해결해 보려고 애쓰는 여성들이 많지만 대개는 실패를 합니다. 치열이 반복되면서 항문이 점점 더 좁아져 가기 때문입니다. 따라서 한 달에 두세 차례 이상 항문이 찢어지는 분은 더 미루지 말고 수술을 받으십시오.

10

급성치열과 만성치열의 치료

변을 볼 때 항문이 찢어져서 출혈과 통증이 나타나는 치열의 치료는 일률적이지 않습니다. 치열 치료를 위해서는 무엇보다도 보존적 치료로 할 것인지 수술을 받아야만 되는 상태인지를 판단하는 것이 중요한데, 이는 항문이 좁아져 있는지 아닌지에 따라 결정이 됩니다. 즉 항문이 좁아져 있지 않은 급성치열과 항문이 이미 좁아져 있는 만성치열의 치료법은 서로 다를 수밖에 없습니다.

❖ 급성치열의 치료

변이 너무 굵고 단단하면 찢어지니까, 변을 부드럽고 적당한 굵기로 만드는 것이 좋습니다. 상처가 있는 상태에서는 하루 2~3번 좌욕을 하는 것이 상처 치유에 도움이 됩니다. 변을 보기 직전에 치질 연고를 항문통로에 바르는 것도 도움이 될 수 있습니다. 간혹 렉토제식 연고로도 도움을 받을 수 있습니다. 이렇게 해서 상처가 나은 후에도 다시 상처가 생기지 않도록 주의를 하는 게 좋습니다. 급성치열도 반복이 되면 결국 항문이 좁아지면서 만성치열로 진행이 되어갈 수 있기 때문입니다. 따라서 급성치열이 생겼던 분들은 평소 식이섬유가 풍부한 음식을 섭취하고, 물도 충분히 마시며 규칙적으로 배변을 하는 생활습관을 들이는 게 좋습니다.

❖ 만성치열의 치료

만성치열일 때도 변을 묽게 만들면 일단 증상은 호전될 수 있습니다. 그러나 근본적인 해결을 위해서는 수술을 통해 좁아진 내괄약근을 조금 끊어 항문통로를 넓혀주어야 합니다. 내괄약근 부분절단술이란 이름의 수술입니다. 렉토제식 연고는 이미 내괄약근이 섬유화되어 좁아진 만성치열에서는 거의 도움이 되지 않습니다. 이미 섬유화된 만성치열의 내괄약근은 평활근 이완제에 거의 반응을 하지 않기 때문입니다.

내괄약근 절단술은 국소마취로 시행할 수 있으며, 당일 퇴원이 가능합니다. 마취주사 시의 통증을 느끼지 않도록 수면주사 후 잠든 상태에서 마취와 수술을 진행하기도 합니다. 큰 췌피를 함께 제거한 경우가 아니면 다음날부터 정상 활동이 가능합니다. 완치까지는 약 2주간의 시간이 필요하지만 그 기간까지 큰 불편은 없습니다.

11.
만성치열은
연고로 완치되지 않습니다

치열 증상으로 병원에 가서 처방받는 약 중에 가장 흔한 것이 치질 연고입니다. 그러나 치질 연고는 만성치열을 근본적으로 치료하기 위해 사용하는 연고가 아닙니다. 치질 연고는 치열의 상처가 잘 나을 수 있도록 보호하고 도와주는 역할을 합니다. 상처가 잘 나을 수 있도록 도와주는데 왜 만성치열이 근본적으로 치료되지 않느냐고요? 상처가 일단 나았다고 해도 항문이 이미 좁아져 있어 변 상태에 따라 언제든지 다시 항문이 찢어질 수 있기 때문입니다.

간혹 렉토제식이라는 연고를 처방받아 바르는 분들도 계십니다. 렉토제식 연고의 주성분은 Nitroglycerin인데, 이 성분은 협심증 약의 주성분입니다. 니트로글리세린은 혈관벽의 근육인 평활근^{smooth muscle}을 이완시켜주는 작용을 하는 성분으로서 심장관상동맥을 확장시켜 혈액순환을 증가시켜줍니다. 협심증과 치열이 무슨 상관이 있어 같은 성분의 연고를 치열에 사용하냐고요? 항문의 내괄약근이 바로 혈관벽 근육과 같은 종류인 평활근이기 때문이지요. 즉 니트로글리세린 연고를 바르면 항문내괄약근이 이완되기 때문에, 내괄약근 경련으로 인한 통증을 완화시키고, 상처 주변의 혈액순환을 도와 상처가 잘 낫게 해줄 수 있는 것입니다. 이런 렉토제식 연고의 효과는 괄약근의 변화가 진행되지 않은 급성치열에서는 도움이 될 수 있지만 내괄약근이 이미 섬유화되어 있는 만성치열에서는 그 효과가 매우 제한적일 수밖에 없습니다. 이처럼 만성치열에서의 렉토제식 연고는 거의 도움이 되지 않습니다.

렉토제식 연고의 가장 큰 단점은 심한 두통을 유발하는 경우가 종종 있다는 것입니다. 따라서 이런 부작용을 감수하면서까지 렉토제식 연고를 만성치열에서 사용할 필요가 있는지는 잘 생각해 보아야 할 것입니다. 결론적으로, 만성치열에서의 연고는, 그 성분이 무엇이 되었든, 근본적인 치료효과가 없습니다. 결국 남은 길은 변을 묽고 가늘게 만들어 가면서 근근이 지내거나 항문을 넓혀주는 간단한 내괄약근 부분절단술을 통해 근본적인 치료를 받거나 둘 중의 하나입니다.

12.

특별한 비방이라며 선전히는 비수술적 치료는 돈 낭비입니다

요즘 사회적으로 큰 문제가 되고 있는 것 중의 하나가 보이스피싱 ^{voice phishing}입니다. 종종 자신의 정체를 훤히 드러낸 채 어설픈 연극을 하는 모습이 측은하기까지 합니다. 그런데 환자분들의 약해진 심리를 이용해 뻔한 거짓말로 환자를 유인하려는 덫들이 인터넷 여기저기에 쳐져 있는 것을 보면서 보이스피싱과 다를 바 없는 범죄행위의 모습을 보게 됩니다.

이런 덫들 중의 하나가 "치열을 수술하지 않고도 특수한 비수술적 치료로 완치시킬 수 있다."는 거짓 선전입니다. 물론 모든 치열이 수술해야만 낫는 것은 아닙니다. 급성치열, 즉 생긴 지 얼마

되지 않아서 항문이 좁아지지 않은 치열은 수술을 할 필요가 없습니다. 급성치열은 변을 부드럽게 보고, 치질 연고를 바르고, 좌욕을 하면 저절로 낫는 경우가 많습니다. 따라서 급성치열일 경우 그들이 말하는 특별한 비수술적 치료 없이도 잘 나을 수 있습니다.

만성치열의 경우도 치료의 목적이 무엇이냐에 따라 달라집니다. 즉 상처를 빨리 낫게 하는 게 목표라면 보존적 치료로도 일단 상처가 나을 수는 있습니다. 그러나 이렇게 간신히 상처를 낫게 했다고 해서 만성치열이 치료된 것은 아닙니다. 항문이 좁아져 있는 근원적인 문제가 그대로 있기 때문입니다. 따라서 만성치열의 근치적인 치료는 반드시 좁아진 항문을 넓히는 수술을 통해서만 가능합니다. 그런데 비수술적 치료들은 이렇게 만성치열에서 생긴 상처가 일시적으로 낫는 것을 가지고 마치 치열이 치료된 것처럼 말하며 이런 상태를 유지하기 위해 자신들의 비방을 수개월 이상 지속해서 복용해야 한다고 말합니다. 그러나 그 이후의 결과는 불을 보듯 뻔합니다. 비방 약을 끊자마자 바로 증상이 재발할 것입니다. 그러면 아마도 체질 운운하면서 환자분은 특별한 케이스인 것 같다는 궁색한 말로 얼버무리지 않을까 생각됩니다.

일시적으로 상처를 낫게 하는 가장 확실한 방법은 변을 묽게 만드는 것인데, 약국에 가서 한 알에 18원이면 살 수 있는 마그밀이란 약을 사서 하루 3~6알씩만 드시면 됩니다. 많이 들어야 한 달에 3천 원입니다. 그러나 같은 효과를 위한 비방 약들이란 것은 아마도 한 달에 수만 원에서 수십만 원은 족히 들 것입니다. 그러나 이렇게 변을 묽고 가늘게 만드는 치료는 항문이 좁아지는 속도를 더 가속할 뿐입니다.

만성치열은 항문이 좁아진 병입니다. 출구가 좁아져 있어서 항문이 찢어지는 것을 해결하는 방법은 변을 묽게 만들거나 항문을 넓혀주거나 둘 중의 하나입니다. 그중에 근본적인 치료는 항문을 넓혀주는 방법일 수밖에 없습니다. 이것이 바로 치열수술이며, 2~3분도 걸리지 않는 매우 간단한 국소마취수술입니다. 가장 확실한 지름길을 애써 피해가려다 보면 잘못된 길에 들어설 가능성이 매우 높습니다.

13.
여러 가지 잘 못된 치료들

치열수술이 필요하다고 말씀드리면 간혹 치열 상처를 꿰매주느냐고 묻는 분들이 있습니다. 그분들 생각엔 상처가 있다니까 당연히 꿰매줘야 한다고 생각하는 것 같습니다. 그런데 가끔 환자분을 통해 이야길 듣다 보면 일부 의료인들도 이런 말을 하는 경우가 있는 것 같습니다. 그러나 이런 생각은 틀린 생각입니다. 항문상처는 봉합해주면 오히려 악화됩니다. 봉합한 자리가 벌어지면서 상처가 더 커지는 것이지요.

때론 레이저로 상처를 지진다는 말을 듣기도 합니다. 이것도 도저히 이해되지 않는 말입니다. 레이저도 결국 열로 태우는 치료인데 상처를 태우면 더 커지기만 하지 상처가 나을 리 없습니다. 그런데도 이런 치료를 받은 적이 있다며 오는 분들이 있습니다.

치열수술은 상처에 직접 손을 대면 안 되고 굳어져 있는 내괄약근 부분만 일부 끊어주면 됩니다. 이렇게 해야 확실하게 낫고, 또 빨리 낫습니다.

일부에서 비방 약으로 몸의 독소를 빼주면 상처가 낫는다고 말하는 경우도 봤습니다. 치열이라는 병이 몸에 독소가 있어서 생기는 병이 아닌데 무슨 독소를 빼주겠다는 것이고, 독소를 빼면 상처가 어떻게 낫는다는 것인지 도무지 이해가 안 됩니다. 면역요법으로 치료를 하면 된다는 이야기도 들었습니다. 근거를 들어보면 이현령비현령, 귀에 걸면 귀고리, 코에 걸면 코걸이 식의 구름 잡는 이야기들뿐입니다. 저희가 아직 그 수준의 지식이 없어서 그런지 몰라도 도저히 납득이 되지 않는 내용들입니다.

14.

너무 급하지만,
수술을 망설이는 이유들

간단한 수술로 금방 해결이 될 상태인데도 불구하고 이것저것 고민만 하며 고생을 하는 분들이 종종 있습니다. 이런 분들을 뵐 때마다 외과의사로서 너무 안타깝습니다. 특히 만성치열 환자 중에도 이런 분들이 많습니다. 이분들이 염려하는 내용들을 보면 대개 다음과 같습니다.

① 혹시 그냥 나을 수 있는데 수술받는 건 아닐까?

② 수술하고 너무 아픈 게 아닌가?

③ 치료 기간이 오래 걸리는 건 아닌가?

④ 수술해도 재발하는 건 아닌가?

⑤ 수술 후 변실금 같은 합병증이 생기는 건 아닌가?

⑥ 치질(치핵)을 같이 수술해야 되나?

이런 걱정을 하는 게 이해는 가지만, 불필요한 걱정일 뿐입니다.

① 만성치열은 항문이 좁아져 있는 상태이기 때문에 그냥 좋아
   질 수는 없습니다. 일시적으로 상처가 아문다고 해도 곧 다
   시 항문이 찢어지는 경우가 대부분입니다.

② 수술을 했다고 더 아픈 건 아닙니다. 오히려 변을 볼 때 통증
   이 훨씬 줄어들기 때문에 수술 직후부터 훨씬 더 편해집니
   다. 다만 치열 상처가 다 아무는데 걸리는 1~2주 동안은 변
   을 볼 때 약간 불편할 수 있습니다.

③ 치료 기간은 거의 필요치 않습니다. 병원에서 하루 밤을 잘
   필요도 없습니다. 몇 시간만 병원에 머물다 가면 되니까 특
   별히 휴가를 낼 필요도 없습니다.

④ 정확하게 수술을 받으면 재발하는 경우가 거의 없습니다.
   좁아진 부분을 끊어주기 때문에 그 부분이 다시 좁아질 수
   가 없습니다.

⑤ 제대로 수술을 받으면 변실금 등의 합병증도 거의 생기지
   않습니다.

⑥ 평소 치질이 심해서 탈항이나 출혈, 혹은 혈전으로 인한 통증이 자주 있었다면 치열과 치핵을 동시에 수술하는 것이 좋습니다. 평소 증상이 없는 치핵이라면 굳이 동시에 수술할 필요는 없다고 봅니다. 치유 과정만 힘들어질 뿐입니다.

결론적으로, 만성치열로 고생하는 분들은 좌고우면左顧右眄 하지 마시고 빨리 수술을 받는 것이 좋습니다. 그게 최선입니다.

＊참고로, 위의 내용은 저희 기쁨병원에서 시행하고 있는 방식을 기준으로 설명드린 것입니다. 병원과 의사마다 치료 방법에 차이가 있을 수 있음을 알려드립니다.

15

당일로 바로 수술할 수 있는
만성치열수술

진찰 결과 치열수술이 필요하다고 판단되면, 진료 후 혈액검사 등 간단한 수술 전 검사를 거쳐 바로 수술이 가능합니다. 국소마취수술이라서 금식 등의 사전 준비가 거의 필요 없고 관장 등의 장 준비도 필요 없습니다. 당일로 퇴원하는 수술이기 때문에 입원 준비도 필요 없습니다.

수술과정을 설명드리면, 수술 침대에 엎드린 자세로 누운 후 진정제 주사를 맞습니다. 곧 잠이 들면 수술할 항문 부위에 국소마취주사를 놓습니다. 마취가 되면 항문경으로 항문을 약간 벌린 후 바로 마취를 한 부위, 즉 항문통로에서 5mm 정도 떨어진 둘레의 피부에 2mm의 상처를 만들고 이 상처를 통해 메스로 내괄약근의 굳어진 끝 부분을 7~8mm 정도 살짝 끊어줍니다. 이어서 지혈을 위해 수술 부위를 1~2분 압박합니다. 지혈이 잘 된 것을 확인한 후 회복실로 옮겨 잠이 깰 때까지 관찰을 합니다. 이런 전 과정에 걸쳐서 옥시메터^{Oxymeter}라는 장치를 손가락에 끼워 혈중포화산소농도를 모니터링하며 안전하게 수술해드립니다. 잠에서 깨어나면 수술 후 관리에 대한 간단한 설명을 듣고 귀가를 하시면 됩니다.

이런 전 과정에 걸리는 시간은 최소 1시간에서 최대 2시간이면 충분합니다. 이런 수술과정은 기쁨병원의 예입니다.

실제로 많은 분들이 "치열수술을 하면 며칠 입원하느냐?"는 질문을 합니다. 많은 병원들에서, 혹은 많은 글들에서 치열수술은 입원이 필요하다고 얘기를 하고 있기 때문으로 보입니다. 그러나 치열수술 후 입원하는 것은 과거로부터 그렇게 해온 관행의 일종일 뿐 꼭 그래야만 할 필요가 있는 것은 아닙니다. 2~3분밖에 걸리지 않을 뿐더러 수술 직후부터 통증도 거의 없는 치열수술 후에 굳이 병원에 며칠씩 입원을 한다는 것이 오히려 더 이상합니다. 치열 수술 후 며칠간 입원이 필요하다는 경우 가장 큰 이유는 치열수술 시 사용하는 미추마취나 척추마취 때문으로 생각됩니다. 이런 마취들은 수술 후 상당 시간 안정을 필요로 할 수 있습니다.

16.

간단한 치열수술의 마취

치열수술 자체는 매우 간단합니다. 피부에 생기는 상처크기는 3mm도 되지 않습니다. 문제는 마취입니다. 많은 병원들에서 보통 미추마취를 하거나 척추마취를 합니다. 미추마취란 꼬리뼈의 작은 틈 사이로 주사 바늘을 찌른 후 마취주사약을 20cc 정도 주입합니다. 비교적 양이 많기 때문에 주사약을 주사하는 동안 계속 뻐근하고, 때론 허벅지 뒤쪽을 타고 내려가는 통증을 심하게 느끼기도 합니다. 이에 비해 척추마취는 허리의 척추 뼈 사이로 바늘을 찔러 넣은 후 마취약을 주입하는 마취인데, 척수강 속은 여유가 많기 때문에 약을 주입할 때의 통증은 전혀 없습니다. 그러나 척추마취의 문제는 수술 후 최소 12시간 이상 침대에 꼼짝 못하고, 베개도 베지 못하고 누워 있어야 된다는 것이지요. 결국 이런 미추마취나 척추마취법은 배보다 배꼽이 더 큰 격입니다.

다행히 간단한 다른 방법이 있습니다. 바로 정맥으로 진정제 주사를 놓고 잠깐 잠든 사이에 수술할 부위, 즉 항문 왼쪽 옆 한군데만 국소마취를 하는 방법입니다. 모든 과정에 걸쳐 전혀 통증을 느끼지 않으며 한숨 자고 일어나면 수술이 끝납니다. 수술이 끝난 후 회복실에서 10~20분 주무시고 일어나면 모든 게 끝나 있습니다. 잠에서 깬 후엔 바로 정상적인 거동이 100% 가능합니다. 따라서 병원에서 오랜 시간 머물 필요도 없습니다. 이 방법을 사용하는 저희 기쁨병원에 오시면, 진료 후 바로 준비해서 수술해 드리고 수술 후 2~3시간 내에 귀가를 할 수 있습니다.

17.

간단하지만,
조심스럽게 해야 하는 치열수술

만성치열이 있어도 변을 가늘게 보는 동안은 찢어지지 않습니다. 그러나 계속 이렇게 의도적으로 변을 가늘게 만들면 항문이 더 좁아집니다. 결국 언젠간 방귀만 뀌어도 항문이 찢어지는 상태로 진행됩니다. 따라서 만성치열이 확실하면 더 악화되기 전에 수술을 받는 것이 현명합니다.

치열수술 방법에 몇 가지가 있습니다.

아주 오래 전엔 손 확장 manual dilatation 이라고 해서 마취를 한 상태에서 항문에 양손을 넣어 확~ 벌려주는 수술(?)을 했습니다. 좁아져 있는 괄약근 섬유를 끊어 주기 위한 아주 원시적인 수술이었지요. 그러나 이렇게 손으로 벌려주다 보면 확장 정도를 통제할 수 없기 때문에 결과적으로 변실금이 발생하는 경우가 꽤 많았습니다.

이런 문제를 해결하고자 도입된 수술법이 내괄약근 부분절단술입니다. 만성치열에서 좁아지는 부분은 내괄약근의 끝부분입니다. 이 부위가 섬유화되면서 굳어져 좁아지는 동시에 늘어나는 능력을 잃게 되지요. 그래서 이렇게 섬유화된 내괄약근 부위를 정확하게 절단, 즉 끊어주는 것입니다. 그런데 내괄약근 부분절단술에도 두 가지 방법이 있습니다.

하나는 초기에 개발된 방법인데, 개방성 내괄약근 절단술입니다. 이 수술은 내괄약근뿐만 아니라 그 위의 피부도 함께 절개를 해주는 방법입니다. 피부 밑에 있는 내괄약근을 절단하기 위해 어쩔 수 없이 덮고 있는 피부도 함께 절개를 한 것이지요. 그러나 이렇게 수술을 하면 상처가 커서, 낫는데 오래 걸리고 이런저런 상처 트러블도 생길 수 있고, 약간의 항문 모양 변형도 생길 수 있습니다.

그래서 고안된 것이 폐쇄성 내괄약근 절단술입니다. 날카로운 메스로 피부를 매우 작게 뚫고 살 속에서 내괄약근을 부분적으로 절단하는 방법입니다. 이렇게 수술을 하면 겉으로 드러난 상처가 거의 없기 때문에 수술 후 불편감이 거의 없고, 상처도 트러블 없이 금방 나으며, 항문 모양의 변형도 거의 없게 됩니다.

그림2. 폐쇄성 내괄약근 절단술

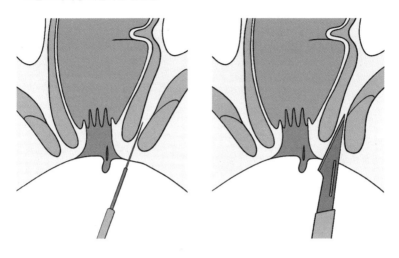

그러나 이런 폐쇄성 내괄약근 절단술도 사실은 매우 조심스럽게 해야 합니다. 끊는 내괄약근을 직접 눈으로 보지 않고 감으로 하는 수술이기 때문에 자칫 지나치거나 자칫 부족한 수술이 될 수 있기 때문입니다. 이런 것들이 수술 후 변실금이나 재발의 원인이 될 수 있습니다. 간혹 수술한 자리에 치루가 발생하기도 하는데, 날카로운 메스를 피부 속으로 넣어 수술하는 과정에서 항문통로의 점막에 의도하지 않은 구멍이 생겨서 그런 것입니다.

따라서 만성치열수술은 간단하지만 조심해서 해야 하는 수술 중의 하나입니다. 중요한 괄약근을 다루는 수술이기 때문에 그렇습니다.

18

실패한 치열수술의 원인

과거에 치열수술을 받았는데도 여전히 변을 볼 때 피가 나고 통증이 있다면서 오시는 분들이 가끔 있습니다. 그래서인지 치열수술을 해도 재발할 수 있다는 이야기들을 듣는 분들이 있는 것 같습니다. 그러나 단정적으로 말씀드릴 수는 없지만 제대로만 한다면 치열수술 후 재발하는 일은 거의 없다고 보는 것이 맞습니다. 결국 수술을 했는데도 증상이 없어지지 않거나 다시 생기는 것은 대부분의 경우 수술이 정확하게 되지 않았기 때문입니다.

치열수술은 섬유화되어 굳어지고 좁아진 내괄약근의 일부를 절단해주는 것입니다. 근육이 섬유화되면 끈처럼 탄성이 없어지며, 동시에 길이가 짧아져 항문이 좁아지기 때문입니다. 따라서 이렇게 변한 부분을 확실하게 끊어주어야 치열이 완치됩니다.

그러나 여기에 문제가 있습니다. 내괄약근을 너무 많이 끊어주면 미세하지만 변실금이 생길 가능성이 있기 때문이지요. 그래서 외과의사의 입장에서는 가능하면 최소 범위의 내괄약근을 끊어주고자 하는 심리가 있습니다. 이런 심리 때문에 때론 내괄약근이 너무 부족하게 절단이 되기도 하고 때론 아예 내괄약근이 절단되지 않은 채로 수술이 끝나기도 합니다. 치열수술은 내괄약근을 눈으로 직접 보지 않은 상태에서 하는 수술이기 때문에 이런 일이 생길 수 있습니다. 이렇게 되면 결국 치열 증상이 재발할 수밖에 없는 것이지요. 실제로 만성치열수술 후 증상이 재발되는 경우가 5% 전후로 알려져 있는데, 초음파검사를 해보면 이런 분들 중 상당수에서 내괄약근이 끊어지지 않은 채 그대로 남아 있는 것이 확인되기도 합니다.

따라서 치열수술의 핵심은 굳어진 내괄약근을 확실하게 끊어주면서도 수술범위를 최소화하는데 있습니다. 부족하지도 지나치지도 않게 수술을 해야 하는 것이지요. 다소 애매하고 주관적일 수도 있는 이런 판단을 정확하게 하는 것이 전문의사의 책임인 것입니다.

19

내괄약근 부분 절단술 후의
변실금과 재발 위험은?

내괄약근을 부분적으로 절단하면 변실금이 생기는 것이 아닌가 걱정하는 분들이 있습니다. 그러나 만성치열에서의 내괄약근은 이미 섬유화된 상태로 굳어져 기능이 거의 상실되어 있기 때문에 부분 절단을 해도 변실금 증상이 나타나는 경우는 거의 없습니다. 1999년도 미국에서 수술 후 5년 이상 된 내괄약근 부분 절단술 환자들을 대상으로 한 연구조사결과에 의하면 수술 환자의 8%에서 속옷에 약간의 변 오염을, 1%에서 변실금 증상을 경험하는 것으로 밝혀졌습니다. 그러나 국내 연구진에 의해 발표된 수술 받지 않은 정상 일반인들의 변실금 유병률이 6.4%인 점을 생각할 때, 이런 증상이 반드시 치열수술로 인한 것이라고 단정할 수 없습니다. 결국 내괄약근 부분절단술로 인한 변실금 염려는 크게 하지 않아도 된다는 뜻입니다. 때론 수술하는 의사가 변실금 위험성을 지나치게 의식한 나머지 내괄약근 절단을 충분한 양만큼 하지 못하는 경우들이 있습니다. 이 경우 재발 가능성이 높아집니다.

이와 같이 후유증과 재발은 서로 대척점에 있습니다. 따라서 수술에서 가장 중요한 점은 섬유화된 내괄약근을 어느 높이까지 절단할 것인지에 관한 것입니다. 그리고 바로 이 지점에서 변실금의 발생 여부와 재발 가능성의 정도가 결정됩니다. 이와 같이 비교적 간단한 치열수술이긴 하지만, 전문적인 경험을 갖고 있는 외과의사에게 수술을 받으시는 것이 여러모로 안전합니다.

20.

수술 직후 오히려
통증이 줄어드는 만성치열수술

많은 분들이 질문합니다.

"치열수술은 그렇게 간단하다고 해도 수술 후 회복과정이 힘들지 않을까요?"

그러나 만성치열은 수술 후 불편감도 거의 없습니다.

★ 겉으로 드러나 있는 상처의 크기가 2mm 전후에 불과하기 때문에 상처로 인한 불편감은 거의 없습니다.

★ 상처가 항문통로에 생기지 않기 때문에 변을 볼 때 수술 상처가 건드려지지 않아 통증이 없습니다.

★ 오히려 항문통로에 여유가 생기기 때문에 기존의 상처로 인한

통증도 훨씬 덜 해집니다.

　따라서 수술 다음날은 물론이고 수술 당일도 거의 불편이 없고, 변을 보게 되면 오히려 수술 전보다 더 편하다는 것을 느끼게 됩니다. 이제 치열수술 후 통증에 대해서는 더 이상 염려하지 마십시오.

21.
만성치열수술,
3분 만의 대반전

하루는 60대 초반의 남성분이 너무 힘든 얼굴을 하고 찾아왔습니다. 동네 병원에서 대장내시경검사를 받은 이후부터 3개월이 지난 당시까지 변을 볼 때마다 항문이 아프고, 피가 나서 견딜 수가 없다고 했습니다. 급기야 증상이 점점 심해져서 새벽에 항문이 아파 잠을 깨기도 한다며, 그동안 고생한 표가 역력한 얼굴로 하소연을 했습니다.

진찰을 해 보니 항문이 매우 좁은데다가 뒤쪽 방향 항문통로에 깊은 상처가 있는 것이 확인되었습니다. 한마디로 전형적인 만성치열이었지요. 상태를 설명드리고 바로 수술실로 옮겨, 수면주사를 놓은 후 국소마취를 하고 간단하게 내괄약근 부분절단술을 해 드렸습니다.

수술에 걸린 시간은 단 3분.

얼마 후 잠에서 깨어 난 후 보호자분과 함께 바로 귀가를 하셨습니다.

그후 일주일 만에 재진을 온 그 분은 전혀 아프지 않고, 변을 본 후에도 시원하다며 연신 싱글벙글하셨습니다. 얼굴이 많이 좋아지신 것을 보고는 "지금 보니 상당히 미남이시네요."라고 말씀드렸더니, 옆에 있던 부인께서 "원래는 훨씬 더 미남이었는데, 항문이 아픈 이후에 얼굴이 다 찌그러졌었어요."라고 하더군요. 치열의 고통이 어떠한지 시각적으로 보여주는 것 같았습니다.

진찰을 하며 보니 다 좋은데 단 한 가지, 주의를 주었음에도 불구하고 나름 열심을 내느라고 너무 뜨거운 물에 좌욕을 반복해서 항문 주변에 약간의 화상을 입은 상태였습니다. 항문에 화상을 입었다면 화끈거리고 불편할 텐데도 불구하고 수술 전의 고통이 너무 심했던 때문인지 그 정도는 불편한 것으로 여기는 것 같지도 않았습니다.

단 3분 만의 대반전입니다.

22.
치열수술, 그래도 무서워서요

치열로 인한 항문 통증으로 고생을 하는 분들께 치열수술은 매우 간단하고 전혀 불편치 않다고 반복해서 설명을 드려도 선뜻 믿기지가 않는 모양입니다. 그래서 저도 좀더 확실한 걸 알고 싶어, 치열수술 후 일주일째 재진을 오신 분들께 한동안 일일이 질문을 한 적이 있습니다.

"이제 다 나으셨지요?"

"네."

"수술한 다음날 출근하셨죠?"

"네."

"일하시는데 불편 없으셨죠?"

"네."

"수술 다음 날도 거의 불편하지 않으셨죠?"

"네"

"제가 수술 전에 드린 말씀이 다 맞지요?"

"네."

대부분 이런 대화가 오갑니다.

그래서 한번 더 여쭤봅니다.

"그런데 수술 전에 왜 그렇게 망설이셨어요?"

"그래도 수술은 무서워서…."

맞습니다.

수술은 아무리 간단하다고 해도 무서운 게 사실이지요. 그래서 치열수술은 수술이 아니라 간단한 치료로 취급하는 게 좋지 않을까도 생각해봤습니다. 수면내시경검사를 받는 것처럼, 잠시 혈관 주사를 맞고 잠깐 자다 일어나면 이전과 전혀 다른 세상에 들어와 있는 것이니까요.

23.
치열수술,
수술 직후부터 항문 통증이 없어요

치열수술을 하면 바로 다음날부터 정상생활이 가능하다고 여러 번 말씀드려도 '정말일까?' 생각하는 분들이 많습니다. 그래서 저는 치열수술 후 재진을 받으러 오는 분들께 수술 후 다음날 출근을 했는지, 힘들진 않았는지 꼭 확인을 합니다. 질문을 받으면 예외 없이, "네, 아무렇지도 않았어요."라고 대답을 합니다.

그런데 한 번은 조금 다르게 대답한 분이 있었습니다.

"다음날이 아니라 바로 그날부터 아무렇지도 않았어요!"

그렇습니다. 사실은 다음날이 아니라 수술 당일부터 바로 아무 불편이 없는 게 맞습니다. 그래도 혹시나 하는 생각에 "다음날부터는 아무 이상이 없습니다." 이렇게 설명을 드렸던 것이지요. 이제부터는 좀더 분명하게 말씀을 드려야겠습니다.

"수술 직후부터 아무 불편이 없습니다. 오히려 더 편해집니다."

24.
치열수술,
하기 전엔 여전히 불안해요

어제도, 그제도 그리고 오늘도 똑같은 질문을 하시는 환자분들을 보게 됩니다.

"치열수술을 하면 입원하지 않아도 되나요?"

"치열수술 하고 나면 내일 일하는데 지장이 없을까요?"

이런 분들께, "제 블로그 글을 읽어보셨나요?" 하고 여쭤보면, 모두 "네." 하고 대답을 합니다.

블로그에 이와 관련한 내용의 글을 아무리 올려도, 여전히 오는 분들마다 똑같은 질문을 하는 게 답답하기도 하고, 수술을 앞둔 불안감이 참으로 큰 것이구나 하고 새삼 느끼게도 됩니다.

그날도 말씀드린 대로 동일한 질문을 하는 두 분이 있었습니다. 두 분 다 지방에 사는 여성분들이었습니다. 멀리 저희 병원까지 찾아온 걸 보면 제 블로그 글을 읽고 기대감을 갖고 온 건 맞는 듯한데, 막상 질문하는 내용을 보면 여전히 똑같은 불안감을 떨쳐버리지 못하는 모습이었습니다.

두 분이 앞뒤로 연속해서 진료를 받곤 두 분 다 똑같은 질문을 하며 불안감을 완전히 떨쳐버리질 못하더군요. 그런데 이분들에 뒤이어 들어온 남성분은 바로 일주일 전 치열수술을 받은 분이었습니다.

"어떠셨나요?"
"아주 좋았어요."
"수술 다음날은 어떠셨나요?"
"네, 수술받기 전보다 훨씬 좋았어요."

"그렇지요? 제가 드린 말씀이 맞지요? 그러시면 마침 앞의 두 분이 치열로 오셨는데 많이 불안해하니까 이따 경험자로서 안심을 좀 시켜주시지요."

그랬더니 이분이 "허허… 그러겠습니다." 하고 웃으며 나가셨습니다.

이분이 앞의 여성들께 안심을 시켜드렸는지 확인은 못했지만 그 두 여성은 바로 준비를 해서 간단히 수술을 받고 귀가를 했습니다. 그리고 일주일 뒤, 이 두 여성들도 오셔서 역시 똑같이 말했습니다.

"원장님, 정말 아주 좋아졌어요!"

25

치열수술 후 지옥에서 천국으로

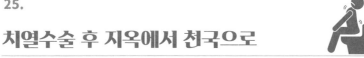

치열 때문에 너무 고통스러워 여기저기 병원을 찾다가 저희 병원 홈페이지에 있는 '치열수술 경험담'을 보고 오신 40대 초반의 여성이 있었습니다. 경험담이 어땠냐고 질문을 드렸더니 다 믿어지진 않았지만 그래도 혹시나 해서 왔다고 하더군요. 그러면서 병원 홍보 대행 업무를 오래 한 경험이 있다며, 병원에서 올리는 경험담이 다 그렇고 그런 것 아니냐고 말했습니다. 결국, 병원에서 작성한 홍보성 글이 아니겠냐는 뜻이지요. 그나마 환자분이 종이에 직접 쓴 손 글씨의 사진 파일이 첨부된 것을 보고 부분적으로 신뢰를 할 수 있었다고 하더라고요.

그래서 우리 병원에서 올린 글들은 100% 환자분들이 직접 올린 경험담이라고 말씀드리며, 직접 읽어보니까 그런 느낌이 안 들더냐고 여쭤봤지만, 본인이 그런 업무를 오래 해서 그런지 100% 신뢰를 하는 것 같진 않았습니다. 이분은 진료를 받고 설명을 들은 후에도 정말 그럴까 하는 망설임 끝에 수술을 받았습니다.

이랬던 분이 일주일 만에 재진을 왔는데, 진료실에 들어오면서 첫 말씀이 "원장님, 너무 좋아요. 너무 고마워요."였습니다. 진찰해 보니 상처도 잘 낫고 있었습니다. 곧 이어 이야기 보따리를 풀어 놓는데, 듣는 저도 '치열이 정말 저 정도로 아픈가?' 하고 새삼 느끼게 되었습니다. 첫 출산 때도 아프다는 소리를 한 번도 내지 않아서 간호사가 놀랐을 정도인데, 치열로 변 본 후 느끼는 통증은 정말 어떻게 말로 표현을 할 수 없을 정도였다고 하더군요. 그런데 수술하고 나서 보니 정말 "지옥에서 천국으로 온 것 같다." 하시며, "이제 좋아질 일만 남았다고 생각하니 너무 너무 행복하다."고 말했습니다. 2분도 안 걸리는 간단한 수술로 바로 지옥에서 천국으로 옮겨드릴 수 있다는 것이 참 대단하다는 생각이 듭니다.

26.

치열수술 받고 싶은데
휴가를 낼 수가 없어요

치열, 그 중에서도 만성치열로 반복해서 항문이 찢어지다 보면 항문이 더 좁아지면서 결국 심한 통증이 나타나게 됩니다. 변을 볼 때뿐만 아니라 변을 한번 보면 반나절 혹은 한나절 내내 아파서 고생하는 분들도 있습니다. 그러다 보니 되도록이면 변을 안 보려고 하다가 며칠에 한 번 화장실에 가게 되고, 결국 굳어진 변에 의해 더 큰 고통을 느끼는 악순환이 반복됩니다. 이렇게 아프면서도, 휴가를 낼 수 없어서, 중요한 시험을 앞두고 있어서 혹은 무서워서 수술을 받지 못하는 분들이 많습니다.

그러나 걱정하지 말고 수술을 받으십시오. 시간이 없다는 것은 핑계입니다. 병원에 따라 차이가 있지만, 간단하고 안전한 수면 국소마취로 2~3분도 걸리지 않는 간단한 수술을 통해 신속하게 그리고 깨끗이 나을 수 있기 때문입니다.

* 진료 당일 수술 후 수 시간 내로 귀가할 수 있습니다.
* 당일 서너 시간 뒤부터는 정상생활이 가능합니다.
* 직장 휴가도 전혀 필요 없습니다.
* 당장 다음 배변 시부터 통증이 거의 혹은 전부 사라진 것을 느낄 수 있습니다.
* 재발이 거의 없습니다.
* 합병증도 거의 없습니다.

만성치열은 저절로 좋아지는 경우가 거의 없습니다. 약으로 치료되지 않습니다. 세월이 가면 점점 더 악화되어갈 뿐입니다. 시간이 없다면 토요일을 이용해 수술을 받으십시오. 토요일에도 치열수술을 받을 수 있는 병원들이 많습니다.

27.
수술 3일 만에
깨끗이 나은 만성치열

재수 때문에 합숙을 하며 공부를 하는 여학생이었는데, 몇 년 전부터 변 볼 때 가끔 나타나기 시작한 출혈과 통증이 최근 들어 너무 심해졌다며 어머니를 대동하고 왔습니다. 진찰해 보니 전형적인 만성치열이었습니다. 한참 공부에 바쁜 시기라 수술하고 더 아프거나 낫는데 오래 걸리면 공부에 방해가 되지 않겠느냐며 한동안 망설였습니다. 그러나 여러 번 설득을 한 끝에 결국 당일 치열수술을 받았습니다. 수술 중에 보니 깊게 생겨 있는 치열 상처가 무려 네 군데나 있었습니다. 상처만으로도 얼마나 고통이 심했을지 짐작이 될 정도였습니다.

한 달 뒤 재진을 왔습니다. 상처가 너무 심했었기에, "지금은 좀 어때요?" 하고 조심스럽게 물어봤습니다. 그랬더니 "다 나았어요."라며 밝게 웃었습니다. 진찰해 보니 정말 말짱히 좋아졌더군요. 수술하고 3일째 변을 볼 때 통증이 전혀 없었다고 했습니다. 깊은 치열 상처가 낫는 데만도 최소 1~2주는 걸릴 텐데, 3일째에 통증이 전혀 없었다는 말에 저도 신기했습니다. 그래서 다시 물어봐도 "3일 만에 통증이 완전히 없어졌어요."라고 분명하게 대답을 하더군요.

다 나았고 불편이 전혀 없는데 공부에 바쁘다면서 왜 재진을 왔는지 잠깐 의아한 생각이 들었습니다. 그러나 그 학생의 얼굴을 통해 그 마음을 알 수 있었습니다. 너무 고통을 받았던 병에서 깨끗이 나았다는 기쁨을 좀 더 누리고, 수술받은 의사에게 확인받고 싶었던 것이지요. 그래서 제게 와서 자랑스럽게 자신의 상태를 확인시켜준 것입니다.

혹시 치열 때문에 귀하도 고통을 받고 계십니까?
망설이지 말고 용기를 내서 오십시오.
그러면 곧바로 이 여학생과 같은 기쁨을 경험하실 수 있습니다.

28.
치핵수술, 같이 해야 하나요?

치핵은 워낙 흔해 성인이면 누구나 거의 갖고 있습니다. 그래서 치열 고통으로 병원에 가서 진찰을 받아도 거의 대부분 치핵 이야기를 듣습니다.

"치핵이 같이 있네요."

그렇다고 치열수술을 할 때 치핵도 같이 수술하는 건 배보다 배꼽이 더 클 수 있습니다. 치핵수술은 치열수술에 비해 환자분이 받게 되는 불편의 정도가 수십 배는 더 크기 때문에 그렇습니다.

물론 환자분에 따라서는 치열 증상뿐만 아니라 평소 치핵 증상으로도 큰 불편을 겪는 분들이 있습니다. 가령 통증 없이 출혈이 자주 심하게 있다거나, 변을 볼 때마다 탈항이 돼서 뒤처리가 너무 번거롭다거나, 과로나 과음만 하면 항문이 부어서 며칠씩 아픈 경우들이지요. 이런 분들은 아예 두 가지 질병을 동시에 수술해서 해결하는 것이 더 좋을 수 있습니다.

그러나 평소 증상이 별로 없는 치핵을 치열수술을 하는 길에 같이 수술할 필요는 없습니다. 그러자면 최소 일주일은 휴가를 내야 하고, 수술 이후에 훨씬 힘든 과정을 겪어야 되고, 상처가 잘 낫지 않아 치열을 재수술해야 하는 경우도 생길 수 있으니까요. 치핵은 있다고 무조건 수술하는 병이 아닙니다. 아주 불편한 증상이 있어서 꼭 해결하고 싶은 마음이 있을 때 수술하는 게 좋습니다.

29.

치열수술 후 회복기간

치열수술 후 회복기간은 기존에 있던 치열 상처가 낫는데 얼마나 걸리느냐에 달려 있습니다. 수술상처는 채 2mm도 되지 않기 때문에 대개 3~4일이면 표도 안 날 정도입니다. 그러나 치열로 인해 생겨 있던 상처는 매우 깊기 때문에 다 낫기까지 시간이 꽤 걸리는 경우가 많습니다. 그래서 보통 2~3주가량의 시간이 필요합니다. 늘어진 피부를 의미하는 췌피를 함께 자르는 경우에도 이 기간이면 상처가 거의 다 낫습니다.

  상처가 다 아무는 데는 2~3주의 시간이 걸린다 해도, 수술 바로 다음 날부터 변 보는 것은 훨씬 편해집니다. 항문통로가 넓어져서 변이 나올 때 상처를 덜 자극하기 때문입니다. 그래서 실제로 수술 후 3~4일만 지나면 변을 볼 때 통증을 전혀 느끼지 않는 분들이 많습니다. 따라서 수술 후 회복기간이 염려돼서 수술을 미루거나 할 필요는 전혀 없습니다. 오히려 하루라도 빨리 수술받는 게 하루라도 빨리 고통에서 벗어나는 지름길입니다.

30.
치열수술 받기 전에 꼭 확인하세요!

고통스럽지만, 두려움 때문에 망설이게 되는 치열수술!

어렵게 결정해서 받는 수술이기에, 받기 전에 꼭 확인할 내용이 있습니다. 최상의 수술을 받기 위해서지요.

첫째, 어떤 마취를 사용하나?

미추마취나 척추마취는 수술의 간단함에 비춰 볼 때 배보다 배꼽이 더 큰 모양새의 마취입니다. 수술이 끝나고도 여러 시간 마취가 풀리기까지 안정할 필요도 있고요. 마취 부작용도 있을 수 있습니다. 따라서 가장 좋은 마취는 잠깐 자는 사이에 수술 부위에만 간단하게 하는 수면국소마취랍니다.

둘째, 당일 귀가가 가능한가?

수술은 2~3분이면 끝나기 때문에 국소마취로 수술을 한다면 몇 시간 내로 귀가가 가능합니다. 따라서 굳이 병원에서 하루 밤 입원을 할 필요는 없겠지요?

셋째, 다음 날부터 정상 생활이 가능한가?

치열수술에도 몇 가지 방법이 있습니다. 그 중에서 가장 침습도가 적은 수술법은 폐쇄성 내괄약근 부분절단술입니다. 이 수술은 이름에서 느껴지는 복잡성과는 달리 매우 간단한 수술이고 상처가 매우 작기 때문에 다음 날은 물론 당일 저녁부터도 정상적인 생활이 가능합니다. 단, 큰 췌피를 동시에 절제한 경우엔 조금 더 불편할 수 있습니다.

반면에 개방성 내괄약근 부분절단술이나 피부판 이동술 등은 수술 후 수일 이상 불편할 수 있습니다. 상처의 크기가 크고, 침습도가 높기 때문입니다. 수술 결과도 폐쇄성 내괄약근 부분절단술보다 좋지 않습니다.

제대로 한 치열수술은 직후부터 정상 생활이 가능합니다.

치열로 고통 받는 분은 망설이지 말고 빨리 수술받으세요.

치루와
항문주위농양

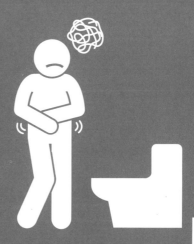

01.

치루란?

치루는 항문통로의 벽에 작은 구멍이 생기면서 이곳으로 염증이 들어가 항문 주변 피부 쪽으로 터져 나오는 병입니다. 항문주위 농양이라는 병에서 시작을 하지요. 항문통로와 별개의 좁은 샛길이 있는 셈인데 이 샛길을 누관 혹은 치루관이라고 부릅니다.

이 누관은 항문 주변을 둘러싸고 있는 항문괄약근을 뚫고 지나가는데 이 누관이 지나는 경로에 따라 단순치루와 복잡치루로 구분합니다. 이렇게 구분하는 이유는 치루절개술로 할 수 있느냐 아니면 다른 복잡한 방식의 수술을 해야 하느냐가 달려 있기 때문입니다.

그림3. 단순치루와 복잡치루

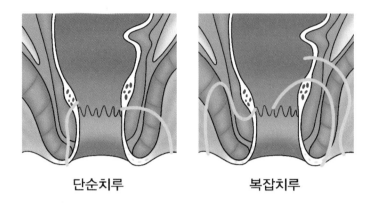

단순치루   복잡치루

치루수술의 기본인 치루절개술은 누관을 절개해서 개방해 놓는 것입니다. 비유를 들자면 생선의 배를 갈라 속의 내장을 훑어내는 것처럼 누관을 덮고 있는 피부와 괄약근을 가르고 누관의 지저분한 염증 조직을 긁어내 주는 수술입니다. 단순치루의 경우 치루절개술로 끊어지는 괄약근의 양이 적기 때문에 수술 후 변실금의 발생 가능성이 낮습니다. 일부 괄약근이 손상을 입더라도 가지고 있던 여분의 힘이 이를 보상할 수 있기 때문입니다. 그래서 재발 방지에 더 주안점을 두고 이런 수술을 하게 됩니다.

그러나 복잡치루는 치루절개술로 수술할 경우 손상을 입는 괄약근의 양이 너무 많기 때문에 변실금 위험이 높아집니다. 따라

그림4. 치루절개술

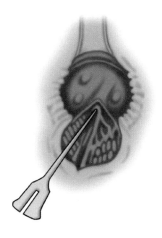

서 재발 위험성을 감수하더라도 치루절개술 대신 괄약근 손상을
적게 하는 복잡한 방식의 수술법을 선택해야 합니다.

치루는 잠시 낫는 듯 보이는 시기를 가질 순 있지만 저절로 완
전히 나을 수는 없습니다. 따라서 반드시 수술을 받는 것이 원칙
입니다. 매우 드물지만 치루관에서 암이 생길 수 있는데 매우 악
성도가 높기 때문입니다. 또 드물지만 결핵균 감염에 의한 결핵
성 치루도 있고, 크론병에 동반되는 치루도 있습니다. 이 질환들
이 의심되면 치루수술 중 조직검사를 해서 확인해야 합니다.

02.
치루의 원인, 항문직장주위농양

치루의 직접적인 원인은 항문직장주위농양(생긴 위치에 따라 항문주위농양, 직장주위농양, 항문직장주위농양으로 불리기도 하나 이들 세 가지 질환은 동일질환이나 마찬가지)입니다. 즉 농양을 절개 배농 한 후에 상처가 아물지 않으면서 치루로 진행되는 것입니다. 평균적으로 농양을 절개한 3명 중에 2명은 치루로 진행됩니다.

그럼 어떤 경우에 치루로 진행이 되는 것일까요? 이에 대한 설명을 드리려면 먼저 항문직장주위농양이 무엇이며 왜 생기는지 살펴보아야 할 것입니다. 결국은 항문직장주위농양이 근원이 돼서 치루가 생기는 것이니까요. 항문직장주위농양은 말 그대로 항

그림5. 항문통로의 염증

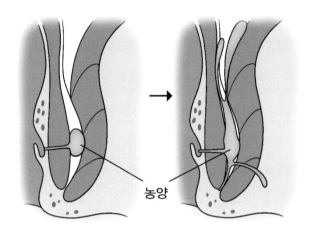

농양

문과 직장주위에 고름이 잡히는 병입니다. 그런데 항문직장 주위에 생긴다고 다 항문직장주위농양이라고 부르진 않습니다. 항문통로에서부터 염증이 시작된 것만을 따로 항문직장주위농양이라고 부르는 것입니다.

그럼 항문통로에서 어떻게 해서 염증이 시작되는 것일까요?

항문 바로 안쪽 1~1.5cm 되는 곳에는 치상선이라고 부르는 오돌토돌한 부위가 있습니다. 이빨 모양 또는 톱니 모양으로 항문통로를 삥 둘러 생겨 있는 선인데, 해부학적으로는 항문 겉으로부터의 피부와 직장 속으로부터의 점막이 서로 만나는 재봉선쯤

됩니다.

그런데 이 치상신에는 항문샘이라고 불리는 구조물이 있습니다. 항문통로에 점액을 분비해서 변이 원활하게 나오도록 돕는 목적으로 만들어진 것인데, 이 항문샘은 이름 그대로 항문 벽 속으로 샘처럼 패어 있습니다. 이들 항문샘은 사람에 따라 깊기도 하고 얕기도 하며, 한 개인에게도 깊은 항문샘과 얕은 항문샘이 있을 수 있습니다.

결국, 이곳 패어 있는 항문샘으로 변이 끼어 들어가면 염증이 시작되고 속으로 점점 파급되어 급기야는 항문직장 주위로 고름이 퍼지는 것입니다. 따라서 유난히 깊게 만들어진 항문샘과 이곳으로 변이 끼어들어갈 수 있는 상황, 즉 설사 등이 항문직장주위농양의 원인이라고 볼 수 있습니다. 또한 우연히 변이 끼었다 해도 면역 기능이 활성화되어 있으면 농양으로 진행되는 것을 억제할 수도 있기에, 면역 기능을 약화시키는 음주, 과로 등이 농양을 유발하는 원인 역할을 할 수 있습니다. 결국 치루의 근본 원인은 항문직장주위농양을 일으키는 원인과 동일하다고 보는 것이 맞습니다.

그러나 말씀드린 대로 항문직장주위농양이 모두 치루로 진행되는 것이 아닙니다. 따라서 어느 경우에 치루로 진행되는지 살

퍼볼 필요가 있습니다. 농양을 절개한 후 치루로 진행되느냐 아니냐는 항문직장주위농양을 일으킨 항문샘의 구멍이 막히느냐 막히지 않느냐에 달려 있습니다. 그러나 어떤 경우에 구멍이 막히고 어떤 경우에 막히지 않는지는 아직 확실하게 밝혀져 있지가 않습니다. 다만, 항문샘이 깊고 뚫린 구멍이 크면, 막힐 가능성이 떨어질 것으로 짐작되며, 농양 절개 후 낫는 과정에서 변이 너무 묽거나 설사를 자주 해도 구멍이 막히지 못해 치루로 진행될 수 있을 것으로 보입니다. 따라서 농양 절개 후 변이 너무 묽어지거나 설사를 하지 않도록 드시는 음식에 신경을 쓸 필요가 있습니다. 단, 농양을 절개 배농하는 수술 방법에 따라, 혹은 약을 쓰는 것에 따라, 치루로의 진행 여부가 결정되는 것은 아닙니다.

몇 가지 원인을 말씀드렸지만, 항문직장주위농양과 치루 발생에 결정적인 영향을 미치는 것은 아무래도 항문샘의 깊이입니다. 다행히 여성은 남성보다 항문샘이 얕기 때문에 농양이나 치루가 잘 안 생깁니다. 참고로, 항문샘은 평균 10개 정도 됩니다. 따라서 항문직장주위농양이나 치루가 생겼던 분들은 인접한 다른 항문샘에서도 또 다시 이런 질환이 발생할 수 있기 때문에, 평소에 배탈이 나지 않도록 주의하고 과음 과로 등으로 몸의 저항력을 떨어뜨리지 않도록 하시는 것이 도움이 될 수 있습니다.

03

치루의 증상

항문 주변에 작은 구멍(치루 외공)과 돌기가 있거나 항문과 연결된 단단한 굵은 실 같은 게 감자 줄기처럼 항문 주변 살 속에서 만져질 수 있습니다. 치루 외공을 통해 분비물이 지속해서 나오는 경우도 있고, 때론 수개월 혹은 수년간 잠잠하다가 좁쌀같이 만져지던 외공 주변이 부으면서 아파지는 증상이 반복되기도 합니다. 항문 주변에 심한 부종이 동반되며 치루관이 다발성으로 생기는 경우 크론병도 의심을 해보아야 합니다. 치루 분비물이 많은 경우엔 결핵성 치루도 의심을 해볼 필요가 있습니다.

치루가 확인되면 더 진행되기 전에 빨리 수술을 받는 것이 좋습니다. 오랜 세월 방치된 치루에서는 항문암이 생길 수도 있습니다.

치루는 아무런 치료를 하지 않아도 일시적으로 증상이 가라앉는 경우가 종종 있는데, 이런 것을 나았다고 생각하면 안 됩니다. 이런 현상은 어디까지나 증상만 가라앉은 것일 뿐 치루가 근본적으로 치료된 것은 아닙니다. 드물긴 하지만 오히려 이렇게 시간을 끌다가 암 발생의 길로 갈 수도 있습니다.

04.

다발성 치루

가끔 치루가 3개, 4개인 분께 수술을 해드리는 경우가 있습니다. 이런 다발성 치루는 흔치 않지만 남성에서 잘 생깁니다. 항문샘은 평균 10여 개가 있습니다. 그래서 이론적으로는 치루가 10여 개까지도 생길 수 있습니다. 지금껏 수천 명에게 치루수술을 해 본 경험상으론 7~8개의 치루를 가지고 있던 분이 최고치였습니다.

치루는 항문샘들이 깊은 분들에서 잘 생기는데, 태아기에 남성 호르몬에 과도하게 노출되는 경우에 항문샘들이 깊어진다고 알려져 있습니다. 따라서 치루수술을 받았던 분이라면 평소 설사를 특히 조심해야 합니다. 변을 묽게 보는 것도 좋지 않습니다. 설사나 묽은 변이 깊은 항문샘에 끼어들어가 자칫 치루를 추가로 발생시킬 수 있기 때문입니다. 따라서 이런 분들은 매운 음식을 비롯한 자극적인 음식은 되도록 피하고 스트레스 해소도 잘 하는 등 생활습관 교정에 신경을 써야 합니다. 평소 배변 직후 좌욕을 하거나 비데를 사용하는 것도 괜찮습니다.

05.

치루수술 마취

인도 뭄바이에서 선교를 하고 계신 목사님이 왔습니다. 얼마 전부터 자꾸 반복해서 항문 주위에 고름이 터지는 증상이 나타났습니다. 자가진단으로 치루가 생겼다고 판단하여 귀국하는 길에 치료를 받아야겠다는 생각으로 오셨습니다. 진찰해 보니 2시 방향에 치루의 외공이 보였고, 주변을 살짝 눌러보니 고름이 나왔습니다. 몇 가지 검사 후 바로 입원해서 수술을 해드렸습니다.

저희 병원에서는 치루수술을 할 때 수면 주사 후 국소마취로 하기 때문에 매우 간편합니다. 척추마취나 미추마취로 수술을 하면 수술 후 거동이 불가능하고 한동안 침대에 누워 있어야 하지만 국소마취수술을 하면 수술이 끝나고 바로 걸어서 병실로 갈 수가 있을 정도입니다. 이분은 다행히도 단순치루라서 더 간단하게 수술이 잘 되었습니다. 항생제도 쓸 겸 하루 저녁 입원하고 다음 날 오전에 퇴원하셨습니다.

06

치루치료는 수술만이 답입니다

블로그에 떠다니는 글들을 보면 치루를 수술하지 않고 고칠 수 있는 병인 것처럼 이야기하는 내용들이 있습니다. 그러나 치루는 수술 외에는 해결책이 없는 병입니다. 따라서 치루를 수술하지 않고 고치려 한다면 괜히 시간과 돈만 낭비할 뿐입니다.

그런 글들의 내용을 보면, 항문주위농양을 절개 배농한 후에 적절히 치료하지 않으면 치루로 '재발'이 되며, 면역력을 높이는 치료를 잘 하면 치루로 재발되지 않는다고 말합니다. 그러나 항문주위농양을 직접 수술하고 그 경과를 지켜볼 수 있는 외과의사들은 이런 주장이 얼마나 무지에서 비롯된 것인가를 금방 알 수 있습니다.

항문주위농양을 절개 배농하면 3명 중 2명에서는 치루로 '진행'이 되는데, 이것은 자연 경과이지 치루로 '재발'된 것이 아닙니다. 완치로 갈지, 치루로 진행이 될지는 면역력이 아니라 농양이 발생한 단계에서의 항문샘 구멍의 크기, 즉 구조적인 요인에 의해 거의 결정됩니다. 이는 마치 아기가 엄마 뱃속에서 잉태되는 순간 남자인지 여자인지 결정되어 있는 것과 같고, 따라서 엄마 뱃속에 있는 10개월 동안 어떤 조작에 의해 성별을 바꿀 수 없는 것과 마찬가지입니다.

이렇게 항문주위농양에서 치루로 일단 진행이 되면 근치적인 치루수술을 하지 않는 한 곪았다 터졌다 반복하는 것이 당연한 경과입니다. 면역력을 높이면 곪아 터지는 빈도가 좀 줄어들지는 모르겠지만, 그렇다고 수술 없이 완치되는 것은 아닙니다. 따라서 항문주위농양에서 치루로 가고 안 가고는 기다려봐야 알 수 있는 것이며, 치루로 진행된 상태라면 빨리 수술을 하는 것이 근본적인 해결책입니다.

07

단순치루의 수술법에 대한 자세한 설명

치루는 단순치루와 복잡치루로 나뉩니다. 분류 기준은 치루관^{fistula} ^{tract}의 주행 방향과 형태입니다. 수술적인 관점에서 본다면 치루절개술(치루관에 탐침^{probe}을 넣은 후 그 위의 피부와 괄약근을 절개하는 수술법)을 적용할 수 있는 치루를 단순치루라고 하고, 치루절개술을 적용할 수 없는 치루를 복잡치루라고 해도 크게 틀리지 않습니다. 복잡치루를 치루절개술로 수술하면 변실금이 발생할 위험이 높으나, 단순치루는 치루절개술을 하더라도 변실금의 위험이 크지 않습니다.

'변실금이 생긴다, 변실금이 생기지 않는다.'라는 단정적인 표

현 대신 '변실금의 위험이 높다, 변실금의 위험이 적다.'는 표현을
쓴 이유는 두 종류의 중간쯤에 위치한 치루도 있기 때문입니다.
또 환자분의 항문괄약근 상태에 따라서도 결과가 달라질 수 있습
니다. 가령 괄약근이 두툼한 사람은 상당히 많이 절개해도 변실
금 증상이 전혀 없는가 하면, 근육량이 적은 분들은 약간만 절개
해도 항문이 약해졌다고 호소하기도 합니다. 괄약근의 힘^{strength}
도 중요한 변수입니다. 회음신경 손상으로 괄약근이 약해져 있는
분은 아주 적은 양을 절개해도 변 참기가 힘들다고 합니다. 결국
항문 괄약근에 여분의 힘이 있던 분들은 웬만큼 절개를 해도 이
상이 없지만 항문괄약근에 여분의 힘이 거의 없는 분들은 간단한
항문수술 후에도 변 오염 등이 나타날 수 있습니다.

따라서 일반적인 기준으로 보면 단순치루라고 판단되더라도 그
수술법을 선택하는 데는 많은 주의를 필요로 합니다. 문제는 단순
치루의 수술법이 그렇게 다양하지 않아서 상황에 맞는 최적의 수
술법을 선택하기가 쉽지 않다는 것입니다. 즉, 선택할 수 있는 수술
법이 몇 개 없기 때문에 괄약근의 양이 적은 분이나 힘이 약해 보
이는 분들의 수술 시엔 사실 걱정이 될 때도 많이 있습니다. 특히
이런 위험이 높은 여성들의 치루수술, 특히 항문 앞쪽 방향에 있는
여성치루의 수술에서는 매우 조심스러운 접근이 필요합니다.

단순치루수술법에는 치루절개술, 치루절제술, coring out 등이 있습니다.

❖ 치루절개술(fistulotomy)

치루절개술은 치루관을 따라 절개를 하는 수술법입니다. 생선의 배를 가른 후 속의 내장을 다 긁어내는 과정과 매우 유사한 수술입니다. 이 수술법은 단순치루의 표준 수술법으로서 재발이 거의 없고, 변실금 위험도 크게 없어서 대부분의 단순치루는 이 수술법으로 수술을 하게 됩니다만 위에서 말씀드린 대로 상황에 따라 결과가 달라질 수 있습니다.

❖ 치루절제술(fistulectomy)

치루절제술은 괄약근 손상이 비교적 큰 수술입니다. 이 수술법은 '치루절개술 + 치루관절제'란 표현이 더 맞습니다. 즉 치루관을 절개한 후에 딱딱하게 섬유화되어 있는 치루관을 다 절제해주는 것입니다. 염증이 있던 치루관마저 다 없애겠다는 일종의 결벽증적인 수술이며, 이렇게 수술할 경우 불필요한 괄약근 손상이 생겨서 변실금의 위험이 매우 높아집니다.

❖ Coring out 수술법

Coring out 수술법은 치루관을 도려 파낸 후 내공을 봉합해주는 수술법인데, 이 수술도 치루절제술에 버금가는 괄약근 손상이 있을 수 있고, 봉합한 내공이 터져 재발할 위험이 높기 때문에 요즘은 거의 사용되지 않고 있습니다.

이상의 치료법들 중에서 치루절개술이 주로 쓰입니다. 그러나 가장 이상적으로는, 각 수술법들의 아이디어를 차용해서 환자 상태에 따라 그때그때 약간씩 변형된 수술을 해드리는 것이 좋습니다. 즉 치루절개술을 적용하더라도 항문 주변의 치루 구멍이 항문에서 너무 멀리 떨어져 있는 경우에는 중간 위치까지만 절개를 하고 나머지 부위는 자르지 않고 다른 방식을 적용하거나, 치루절개술을 시행한 후 치루관을 잘 정리하고 절단된 괄약근의 일부를 다시 봉합해주는 수술을 할 수도 있습니다. 이렇게 환자분의 상황에 맞춰 재발 위험을 줄이면서도 변실금의 위험도 최소화시키는 노력이 필요할 때가 많습니다. 변실금은 젊은 분들에서는 잘 발생하지 않더라도 후에 나이가 들어 괄약근이 전체적으로 약해지면 나타날 수도 있기 때문입니다. 이런 요소들을 감안하며 자신에게 맞는 최선의 맞춤 수술을 받으려면 아무래도 이 방면에 많은 수술 경험을 갖춘 의사에게 수술을 받는 게 좋습니다. 정확한 판단으로 상황에 맞게 변형된 수술을 해야 할 경우들이 종종 있으며, 이런 능력은 하루 아침에 갖추어지는 것이 아니기 때문입니다.

흔히 쉽게 생각할 수 있는 단순치루의 수술!

그러나 단순치루도 생긴 모양과 타입이 매우 다양하며, 그에 맞는 최적의 수술이 필요합니다.

08.

복잡치루의 시톤수술

스스로 복잡치루라며 수술 예약을 하고 오신 40대 초반의 남성분이 있었습니다. 저희 병원에 오기 전에 두 병원에 갔었는데, 한 곳에서는 복잡치루라는 얘길 들었고, 다른 곳에선 단순치루인데 복잡한 형태라 시톤법으로 수술을 하자는 말을 들었답니다.

진찰해 보니 단순치루 중에서 복잡한 형태가 아니라 복잡치루 중에서 복잡한 형태였습니다. 치루의 내공^{內孔}은 꼬리뼈 쪽, 즉 6시 방향에 있는 반면 치루의 외공^{外孔}, 즉 바깥쪽 구멍은 음낭 가까운 회음부에 나 있었기 때문입니다. 이렇게 치루관이 항문 주변을 돌아서 터져 나오는 형태를 마제형, 즉 말발굽 모양 치루라

그림6. 마제형 치루

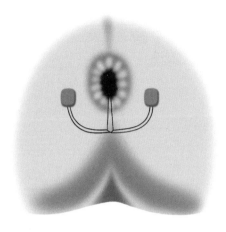

고 부르는데, 외공이 항문 둘레를 반 바퀴나 돌아서 이렇게 멀리 떨어져 있는 마제형 치루는 사실 흔치가 않습니다.

시톤법은 복잡치루에서 시행되는 수술법 중의 하나입니다. 여름에 얼음을 철사 끈으로 묶어 매달면 철사 끈이 얼음을 뚫고 서서히 빠져나가는 것과 같은 원리를 이용하자는 수술입니다. 즉, 단계적으로 괄약근을 단단하게 실로 묶어주면 실이 서서히 괄약근을 끊고 빠져나가며, 끊어졌던 괄약근은 뒤따라 다시 붙게 된다는 것이지요.

그림7. seton 시톤

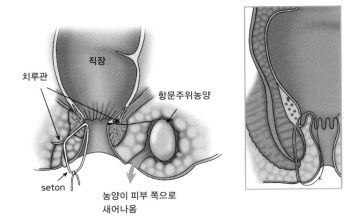

직장

치루관

항문주위농양

seton

농양이 피부 쪽으로
새어나옴

  그러나 이런 이론적인 기대대로만 된다면 얼마나 좋겠습니까? 저희도 이 시톤법을 여러 번 시행해 봤지만, 열에 아홉은 기대와 달리 심한 괄약근 손상과 그에 따른 항문의 심각한 변형을 가져오는 것을 경험했습니다. 1~2주 간격으로 괄약근을 단단히 조여야 하는데 이때마다 극심한 통증도 유발되고요.

  시톤법은 괄약근 손상이 적을 것이라고 의사 스스로 위안을 받는 수술일 뿐이라는 것이 저희의 경험적인 판단입니다. 그래서 저희는 복잡치루에서 시톤법을 사용하지 않고 있습니다. 대신 항문통로에 있는 치루의 내공을 봉합해주는 수술을 합니다. 안쪽

치루 구멍을 막아준다는 발상은 간단하긴 하지만 실제에 있어서는 매우 정밀하게 해야 하는 수술입니다. 항문통로 깊은 곳에 있는 구멍을 잘 막아준다는 것이 생각보다 쉽지 않기 때문이지요.

그래도 다른 복잡치루수술법, 즉 점막판 이동술이니 근충전술이니 하는 수술법보다는 훨씬 단순합니다. 수술이 단순하다는 것은 그만큼 성공 가능성이 높다는 의미이기도 합니다. 이분도 복잡한 복잡치루였지만, 내공봉합술 후 후유증 없이 잘 나았습니다.

09

복잡치루수술의 종류

치루의 외공이 항문에서 3~4cm 이상 멀리 떨어져 있는 분이 있습니다. 이렇게 바깥 구멍이 항문에서 멀리 떨어져 있을수록 복잡치루일 가능성이 커집니다.

복잡치루 complex fistula란 형태가 복잡하다는 의미도 있지만, 가장 중요한 요소는 치루관 fistula tract이 괄약근 깊은 곳을 뚫고 항문 옆으로 터져나온다는 점입니다. 전문적인 분류로 고위 경괄약근 high transsphincteric 치루, 상괄약근 suprasphincteric 치루, 외괄약근 extrasphincteric 치루 등이 복잡치루에 속합니다. 흔히 접하는 복잡치루인 마제형 horseshoe 치루는 상괄약근 치루의 일종입니다.

이런 복잡치루는 수술할 때 매우 조심해야 합니다. 자칫하면 괄약근의 손상이 너무 커져서 치루수술 후에 변실금이 발생할 위험이 크기 때문입니다. 그래서 복잡치루의 경우엔 단순치루수술법인 치루절개술로 수술을 하면 위험합니다.

그러다 보니 복잡치루는 수술도 매우 복잡해집니다. 그리고 아직 완벽한 수술법이 정립되지 않았다고 볼 수 있습니다. 그래서 현재 여러 가지의 수술법들이 집도의사의 선호에 따라 선택되어서 시행되고 있습니다. 이런 수술법들 중 대표적인 것을 들면 항문점막판 이동술anal mucosal advancement flap, 근충전술muscle filling operation, 핸리수술Hanley operation, 시톤설치술seton method 등이 있습니다. 이런 수술법들은 괄약근 손상을 적게 하기 위한 방법으로 고안되었지만 일부의 손상은 피할 수 없고, 수술법이 너무 복잡한 경우가 많습니다.

또 다른 복잡치루수술법으로 단순히 치루의 내공(안쪽 구멍) 부위를 잘 처리한 후 실로 튼튼하게 봉합해주는 수술법도 있는데 실제론 말처럼 쉽지가 않습니다. 좁은 항문통로 속에서 수술을 해야 하기 때문입니다. 그래도 괄약근 손상이 가장 적고, 수술법이 단순해 실수의 가능성이 적기 때문에 저는 개인적으로 이 수술법을 선호해 시행하고 있습니다. 치루 내공을 정리한다는 것은 치루 내공 주변의 단단한 섬유조직을 도려내고 그 구멍을 통해 치루 속에 있는 염증조직을 깨끗이 긁어내는 것이지요. 이렇게 한 후에 도려내지고 남은 구멍을 실로 단단하게 봉합해주는 것입니다.

생각해보면 너무 쉬운 방법이지만, 원래 좋은 수술법은 단순해야 합니다. 그래야 많은 의사들이 쉽게 익히고 정확하게 수술할 수 있으며, 결과적으로 환자분들께 유익을 드릴 수 있기 때문입니다. 간단해 보이는 이런 수술이 얼마 전까지만 해도 실은 매우 힘들었습니다. 그 이유는 치루 내공이 항문 깊은 데 있기 때문입니다. 따라서 좁은 항문통로를 통해 깊은 속에 있는 구멍을 정확하고 튼튼하게 꿰매는 것이 말처럼 쉽지가 않습니다. 그런데 최근 복강경수술이 많이 시행되면서 좋은 바늘과 실이 개발된 게 있습니다. 모노신^{Monosyn}이란 실인데, 녹는 실이면서도 오래 가고, 실매듭이 튼튼하게 잘 만들어져 쉽게 풀리지 않습니다. 그러나 이 실의 더 중요한 장점은 이 실에 붙어 있는 바늘에 있습니다. 수술할 때 의사들이 쓰는 바늘은 낚시 바늘처럼 동글게 생겨 있습니다. 원주, 즉 원둘레의 2/5 정도로 되어 있지요. 그런데 이 모노신에 붙어 있는 바늘의 길이는 원주의 5/8가 됩니다. 그래서 이

봉합사를 사용하면 항문통로 깊은 곳에 있는 복잡치루의 내공을 좀 더 쉽게 봉합할 수 있습니다.

이런 방법으로 수술을 해서 벌써 여러 분들께 복잡치루를 재발 없이 수술해드릴 수 있었습니다.

복잡치루수술은 성공적으로 수술을 잘 했어도 다 끝난 것이 아 닙니다. 항문 속에 있는 봉합한 상처는 변으로 오염될 수도 있고, 변을 볼 때 압력으로 터질 수도 있기 때문입니다. 따라서 복잡치 루수술은 재발률이 통상 10~20% 정도가 될 정도로 매우 높은 편 입니다. 그래도 변실금이 생길 위험은 최대한 피해야 하니까, 재 발의 위험을 무릅쓰고 이런 어려운 방법의 치루수술을 하는 것입 니다.

대장항문질환의 메카로 인정받는 영국 런던의 세인트막 병원^{St.} _{Mark's Hospital}에서도 치루수술은 아무리 간단한 것이라도 항문수술 전문가들만이 하도록 엄격히 규제하고 있습니다. 대부분의 치루 는 단순치루라서 수술이 크게 힘들지 않음에도 불구하고, 혹시나 실수할 일을 없애기 위해 이와 같이 엄격한 규정을 만들어 운영 하는 것을 보고 느낀 바가 많았습니다. 사실 치루수술은 그냥 치루절개술을 해도 될지 아니면 재발의 위험은 있지만 괄약근 손상을 최소화하는 치루수술법을 선택해야 할지를 잘 판단해야 합니다. 이처럼 수술을 하다 보면 전문적인 식견을 가진 집도의의 정확한 판단이 필요할 때가 많습니다.

한번 망가진 항문은 회복이 거의 불가능합니다.

그래서 전문가에게 정확한 수술을 받는 것이 무엇보다도 중요합니다.

10.

여성 치루수술

치루수술에서는 괄약근 기능 약화를 항상 신경 써야 됩니다. 더구나 남성에 비해 괄약근이 약한 여성에서 치루가 생겨 있을 때는 더욱 주의를 해야 합니다.

어제 한 여성이 치루수술을 받으러 왔습니다. 결혼을 앞둔 분인데, 치루의 외공(바깥쪽 구멍)이 항문통로에서 약 3cm 정도나 떨어져 있었습니다. 더구나 2시 방향(왼쪽 앞쪽 방향)에 위치하고 있었기 때문에 더욱 신경이 쓰이는 상태였습니다. 여성은 남성에 비해 괄약근의 양^{volume}이 매우 적고, 특히 앞쪽엔 질이 위치하기 때문에 이 부분의 괄약근은 상대적으로 더 약합니다. 그래서 이분과 같이 치루의 외공이 앞쪽에 위치할 때는 매우 조심스럽게 수술을 해야 합니다. 이런 여러 사정을 설명드리고 상의를 드린 끝에 흔히 하는 치루절개술 대신 항문통로에 있는 작은 구멍, 즉 치루 내공의 주변 조직을 일부 절제한 후 다시 봉합해 막아주는 방식으로 수술을 해드렸습니다. 치루관을 절개하지 않음으로써 괄약근이 절단되지 않도록 한 것이지요. 이렇게 수술하면 10% 전후의 재발 위험성은 있지만, 그래도 변실금을 예방하기 위해서는 이 방법이 최선입니다. 치루수술은 이와 같이 각각의 상황에 따라 매우 세심하고 정확한 판단을 해서 수술 방법을 선택해야 합니다. 변실금은 한번 생기면 되돌리기가 매우 어려운 합병증이기 때문입니다.

11.

복잡치루수술을 받으신 분이 보내온 선물

50대 여성이 진료실에 들어와서 눈물을 흘리며 이야기하셨습니다. 복잡치루로 수술을 두 번 했는데 두 번 다 재발했답니다. 그런데 이 여성을 더 낙담케 했던 것은 찾아갔던 두 병원 의사들이 이구동성으로 이제는 인공항문을 만들 수밖에 없다고 말했던 것이었습니다. 치루를 낫게 하기 위해 인공항문을 하고 몇 개월씩 기다려야 한다니… 그리고 또 다시 인공항문을 막는 수술을 해야 한다니… 그렇다고 반드시 치루가 낫는다고 보장할 수도 없다니. 눈물을 흘릴 만도 한 상황이었습니다.

진찰해보니 복잡치루가 확실했고, 벌써 몇 번 재발을 해 상태가 많이 안 좋았습니다. 그래도 내심 내공봉합술만으로 잘 될 것 같은 생각이 들었지만, 명색이 복잡치루인데 함부로 장담할 수도 없는 노릇이었습니다. 더군다나 다른 병원들에서 인공항문 이야기까지 했는데, 섣불리 장담했다가 결과가 좋지 않으면 오히려 더 실망을 시켜드릴 것 같은 염려도 들었습니다. 낙담하고 있는 환자에게 희망적인 이야길 해주고 싶긴 했지만 그러진 못하고, 인공항문수술을 하는 것이 이치에 맞지 않는다는 설명으로 대신했습니다. 어차피 인공항문을 만들고, 치루수술을 하고, 다시 인공항문을 넣는 수술을 하려면 세 번의 수술을 반드시 해야 하는데 그렇다면 치루수술을 하고 재발한다고 해도 두 번 더 기회가 있지 않느냐는 논리로 말씀드렸지요. 이분은 설득이 되었는지, 아니면 제 속마음을 조금이라도 눈치를 챘는지 알 수 없는 표정으로 진료를 마치고 귀가했습니다.

그러곤 잊고 있었는데, 어느 날 보니 이 여성분이 수술을 예약하고 병원에 오셨더군요. 그래서 마취를 한 후 복잡치루의 내공을 깨끗이 정리하고 모노신 봉합사를 사용해서 튼튼하게 꿰매드렸습니다. 이렇게 수술하는데 걸린 시간은 단 10분. 수술이 빨리 끝나자 깜짝 놀라시더군요. 아니, 놀랐다기보다는 수술을 대충한 게 아닌지 미심쩍어 하는 것 같았습니다. 이렇게 수술을 하고 이

틀을 입원하곤 퇴원을 했습니다. 수술 당일 저녁 회진 땐 울고 있더니, 다음날 그리고 그 다음날엔 얼굴에 웃음을 띠고 많이 안정되어 보였습니다. 뭔가 스스로 느낌이 있었는지, 어떠한 신뢰가 생겼는지 그 이유는 잘 모르겠습니다.

얼마 후 이 여성이 겉에 있는 수술 상처가 아물어 붙어서 염려가 된다며 외래 진료를 왔습니다. 속살이 다 차기 전에 겉 상처가 빨리 붙어 버리면 속에 다시 고름이 잡힐 수 있으니까 만일 그럴 경우 핀셋으로 겉 상처를 조금 벌려주어야 한다고 퇴원 설명을 드렸기 때문입니다. 이분은 겉의 상처가 예상보다 훨씬 빨리 아문 것이었습니다. 진찰해 보니 이미 속 상처도 거의 아문 것으로 보였습니다. 사실 치루 내공이 막히면 겉의 상처는 아무리 말려도 저절로 아물 수밖에 없습니다. 그래서 "좋은 거니까 염려하지 마세요."라고 말씀을 드리니까 많이 기뻐하더군요. 말로는 염려라고 했지만 느낌으로는 수술한 상처가 잘 나아가고 있다는 것을 환자 본인이 더 잘 알고 있던 것 같았습니다. 이미 다 나은 것이라고 판단되지만, 그래도 2주 뒤에 한 번 더 뵙기로 했습니다.

그로부터 두 달 뒤쯤, 진료 중 뜻밖의 선물을 받았습니다. 바로 이 환자분이 인편으로 보내온 선물입니다. 신앙서적 한 권과 맛

그림8. 복합치루수술 받으신 분이 보내온 선물

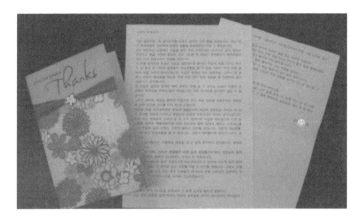

있는 제주산 차와 아름다운 'Hallmark' Thanks 카드, 그리고 A4
한 장 반에 빼곡히 쓴 "다소 늦었지만, 꼭 감사 인사를 드리고 싶
어서 펜을 잡았습니다."로 시작하는 감사의 편지였습니다.

복잡하고 힘든 상태에서 수술을 받고 잘 나으면 그것만으로도
수술한 의사에겐 큰 선물입니다. 그런데 먼 길임에도 불구하고
굳이 인편으로 귀한 선물, 특히 정성 들여 쓴 감사의 글을 보내주
신 것을 받곤 매우 감동을 했습니다. 편지 내용을 보니 잘 나았다
는 내용도 있었습니다.

12.

예멘에서 온 치루환자의 수술기

좀 오래 전에 쓴 일기 형식의 글이지만 특별한 경험이라 여러분
과 함께 나눕니다.

2014. 3. 22

오늘 멀리 예멘에서 치루 환자가 한 분 왔습니다. 영어 통역을
위해 그곳 제약회사에 일하는 약사도 한 분 같이 왔습니다. 환자
는 50대 후반의 남성으로 8년 전에 치루가 시작되었는데, 예멘에
서 그동안 3번이나 수술을 받았고, 그 중 1번은 장루 수술까지 받
았었는데 결국은 다시 재발을 한 상태입니다. 치루가 너무 심해
항문에서 엉덩이 근육을 넘어 바깥쪽 엉덩이로 터져 나올 정도로

진행이 되어 있었습니다.

예멘에 의료 선교사로 나가 있는 외과의사인 친구가 지난 가을 귀국했었습니다. 오랜만에 식사를 하는데 수술을 할수록 더 악화 되는 치루로 인해 좌절하고 있는 환자 이야기를 꺼내더군요. 안타까운 마음에 한국에 한번 올 수 있으면 수술을 해보겠다고 이야길 했었습니다. 그때의 이야기가 결실을 맺어 이역만리 이곳까지 오시게 된 것입니다. 이분은 앞으로 완치가 될 때까지 저희 병원에 입원을 할 예정입니다. 물론 보호자도 함께 있을 것이고, 병원에서 식사를 제공해드리기로 했습니다. 치료비는 그곳에 나가 의료선교를 하고 있는 친구를 생각해서 무상으로 진행하기로 했습니다. 오늘은 토요일이라 내주 월요일 수술을 하기로 했습니다.

2014. 03. 24

오늘 오후에 지난 토요일 입국한 예멘 남성분의 치루수술을 시행하였습니다. 일견 상괄약근 치루 suprasphincteric fistula에 속하는 복잡치루인데, 심각한 문제 두 가지를 가지고 있었습니다. 하나는 직장 속 깊은 곳의 직장 벽 속에 염증이 있다는 사실이며, 또 하나의 큰 문제는 항문에서 시작한 치루관이 엉덩이 산을 넘어 엉덩이의 바깥쪽 옆으로 터져 나왔을 정도로 매우 심하게 진행되어 있다는 것입니다. 치루관의 길이가 25cm는 족히 되었습니다. 깊은 곳의 직장 벽에 생긴 염증이 직장 내로 터져 나와 있는 상태라면 외괄약근 치루 extrasphincteric fistula 라고 실제의 임상에서는 거의 볼 수 없는 매우 심각한 상황입니다. 그래서 이 문제가 가장 중요한 관건이었는데 수술 중 메틸렌 블루 methylene blue 라는 색소를 주입하면서 직장내시경으로 확인해본 결과 다행히 직장벽에 구멍이 뚫려 있는 것은 아님이 확인되었습니다. 염증이 시작된 치루 내공은 의외로 쉬운 자리에 위치해 있었습니다. 바로 항문 안쪽인 치상선상에 있었던 것이지요. 물론 이 자리에 있어도 상괄약근 치루는 단순치루보다 수술이 힘들고 재발의 가능성도 높습니다. 그래도 3번이나 재발을 하고, 그 과정에서 장루수술도 한 병력에서 이 정도의 복잡성은 충분히 예견한 일이었습니다. 혹시나 하고 염려했던 것처럼 직장 벽에 구멍이 뚫린 것은 아니었다는 게 너무 감사할 따름입니다.

이역만리 말도 통하지 않는 나라에 마지막 희망을 걸고 찾아온 환자의 입장을 생각해서 그리고 수술의 성공을 통해 예멘에 나가 의료선교를 하고 있는 친구를 간접적으로나마 돕고 싶은 마음에서, 최선을 다해 수술을 해드렸습니다. 매우 성공적으로 된 것 같습니다. 그래도 상처가 크고 복잡한 상태였던 만큼 앞으로 최소 3~4주는 주의 깊게 살펴보아야 합니다.

2014. 04. 09

예멘 환자가 수술을 받은 지 오늘로 17일 째입니다. 한국 사람이라면 수술 후 길어야 3일 정도 입원을 하지만, 3번이나 재발한 복잡치루라서 확실히 나은 것을 확인한 후에 출국을 해야 할 것 같아 지금껏 병원에 입원해 있습니다. 이제 주변 지리에 꽤나 익숙해져서 20여 분 거리의 강남역에 있는 터키 음식점에 거의 매일 가서 점심을 사 먹고 오는 것 같습니다.

아직 확신을 할 수 있는 상태는 아니지만, 봉합한 치루 내공이 다시 터지는 것이 보통 수술 후 7~14일 사이에 발생하는 점을 고려할 때, 이제 안전한 시기에 들어선 것으로 보입니다. 겉에 아직도 큰 상처가 남아 있지만, 비교적 깨끗하게 나아가고 있기 때문이지요. 만일 봉합한 내공이 터졌다면 이렇게 깨끗하게 나아갈 수는 없는 것이니까요. 감사할 일입니다. 그래도 2주 정도 더 치료를 한 후에 출국을 하도록 할 계획입니다. 끝까지 잘 마무리가 될 수 있도록 많은 성원과 기도 부탁드립니다.

2014. 04. 22

오늘 새벽, 치루수술을 받은 압두와 보호자로 왔던 페이잘이 출국했습니다. 비행기표에 문제가 생겨 일정 조정이 잘 안되던 상태라서 며칠 더 있어야 되지 않을까 생각했는데, 어제 오후 들어 갑자기 문제들이 해결되어 갑작스럽게 출국을 하게 되었습니다. 치루는 이미 오래 전에 다 나은 상태였습니다.

지난 달 3월 24일에 복잡치루수술을 한 이후, 2주가 지나기까지는 사실 조마조마했습니다. 예멘에서 대장을 배로 끄집어내는 장루수술까지 하면서 3번씩이나 수술했지만 재발을 한 병력이 있기 때문이지요. 복잡치루는 수술 후 2주가 고비입니다. 속에 꿰매놓은 내공이 터지는 게 1주에서 2주 사이에 보통 발생하기 때문이지요. 그래서 이 기간은 기도하는 마음으로 보냈습니다. 이후 2주가 넘도록 더 입원을 하게 된 이유는, 엉덩이 옆쪽에 뚫려 있는 큰 바깥 구멍이 막히려면 시간이 더 필요했기 때문이며, 머나먼 예멘에 돌아간 이후 만에 하나라도 문제가 발생하면 그야말로 낭패이기 때문이었습니다. 국내에 사는 분이라면 수술 후 이틀이면 퇴원을 한 후 경과를 봐도 되지만, 이분의 특수한 상황 때문에 그렇게 된 것입니다. 출국 전에 확실히 하자는 의미로 며칠 전 수술실에서 항문 속과 엉덩이 속으로 뚫려 있는 구멍을 다시 한번 확인해 보았습니다. 그런데 정말 감사하게도 내공은 튼튼하게 막혀 있었고, 엉덩이에 뚫려 있는 구멍도 속이 많이 차 있었습니다.

평소에도 많은 분들께 해드리는 치루수술이지만, 압두의 치루수술은 큰 미션을 성공적으로 마친 것 같은 느낌을 줍니다. 비록 작은 일이긴 하지만 이번 경험을 통해 남을 위해 봉사한다는 것이 또 다른 기쁨을 준다는 것을 새삼 알게 되었습니다. 앞으로 제 삶의 여정에 많은 도움이 될 경험이었던 것 같습니다. 헤어질 때 많이 섭섭했습니다. 예멘사람들은 서로 끌어안고 양쪽 볼을 서로 맞대는 작별인사를 하더군요. 이를 옆에서 지켜본 간호사가 "가슴이 찡했다."고 했습니다. 그리고 정말 그랬습니다. 앞으로 두 사람에게 하나님의 은혜가 충만하기를 마지막으로 기도합니다.

2014. 04. 24

예멘 분에 대한 글을 많이 올리는 것을 혹시 안 좋게 생각하실 분이 있을 것 같아 염려가 되긴 하지만, 오늘 진료하러 오신 한 분이 그분들 안부를 물으시더라고요. 관심을 갖고 지켜봤던 분들이 꽤 있었던 것 같습니다. 그래서 마지막 소식을 올려드리는 게 좋겠다는 생각이 들었습니다.

어제, 그러니까 출국한 지 60여 시간이 지난 시점에서 국제전화가 한 통 왔습니다. 바로 페이잘이었습니다. 매우 반가웠지만, 국제전화로 그것도 영어로 대화를 하려니 충분한 의사전달이 어려웠습니다. 어쨌든 여러 가지 염려했던 것들이 있었는데 무사히 도착을 했다고 하며, 수술받은 압두의 상태도 매우 좋다고 했습니다. 곧이어 예멘에 가 있는 친구 의료선교사로부터 메일도 왔습니다. 무사히 잘 도착해서, 제가 가는 길에 페이잘에게 부탁한 대장내시경약을 막 전달받았다는 소식이었습니다. 이곳에서 있던 일들에 대해 너무 감사한다며 페이잘과 압두가 허그를 하는데, 친구 말로는 자신이 예멘에 와서 그렇게 진한 허그를 받아본 적이 없었다고 하더군요. 이곳에서 있었던 이런저런 얘기를 나눈 후 자신들의 집에 꼭 방문해줄 것을 여러 번 요청하고 지방에 있는 집으로 내려갔답니다. 헤어질 때 감동과 감사로 서로 눈물을 글썽였다고 하니, 참으로 감사한 일입니다.

지난 한 달여간 관심을 갖고 성원해 주고 기도해 주신 모든 분들께 감사의 말씀을 드립니다.

13.
복잡치루, 간단한 내공봉합술로

매우 난감한 상태에서 치루수술을 받은 40대 남성이 있었습니다. 젊은 시절 한 대학병원에서 항문주위농양수술을 했다는데 정말 이상한 항문 변형이 와 있었습니다. 꼬리뼈 앞쪽이 깊게 푹 패여 들어가서 직장에 맞닿을 정도까지 되어 있었으며 바로 직장에 있는 구멍, 즉 내공으로 연결이 되어 있었습니다. 오랜 세월 항문수술을 해온 저로서도 처음 본 모양이었습니다.

과연 해결 방법이 있을까 싶은 마음에 고민도 많았습니다. 그러나 멀리 지방에서 찾아온 환자분인데 한번 해보자는 심정으로 '내공봉합술' 수술을 했고, 푹 패여 들어간 꼬리뼈 앞쪽의 변형도 나름 교정이 되도록 수술을 해드렸었습니다. 그런데 이분이 불과 4주 만에 거의 다 나아서 왔습니다. 항문 모양도 많이 좋아졌습니다. 그래서 환자분께 "이렇게 잘 나았으면 일간지에 〈기쁨병원에서 수술받고 잘 나았습니다〉라는 광고라도 내야 되는 것 아닌가요?" 하고 농담을 건넸습니다. 그랬더니, "정말 저도 그러고 싶은 심정입니다." 하시더군요.

이처럼 골치 아픈 복잡치루 환자분을 최근 연달아 비교적 손쉽게 완치시킨 수술법이 2013년부터 시행하고 있는 '내공봉합술'입니다. 복잡치루수술이지만 이 방법으로 수술하면 오히려 단순치루 때보다 괄약근 손상이 더 적습니다. 이 수술법으로 수술해드린 분들 중엔 이분 외에도 타 병원에서 이제 장루를 만들 수밖에 없다는 이야길 듣고 제게 와서 눈물을 흘렸던 중년 여성분과 장루까지 했었으나 세 번 재발한 복잡치루를 가지고 예멘에서 왔던 압두가 있었고, 한국지사에 근무 중인 중년 일본 남성도 있었습니다. 이분들 외에도 많이 더 계십니다. 복잡치루로 고민하는 많은 분들이 이 수술법으로 도움을 받을 수 있으면 좋겠습니다.

14.
정확성이 최고인 치루수술

모든 수술은 정확하게 되어야 하지만, 치루는 특히 더 정확하게 수술해야 하는 이유가 있습니다. 그것은 괄약근의 손상을 최소화해야 하기 때문입니다. 치루는 항문을 조이는 괄약근 사이를 뚫고 길이 나 있는 병입니다. 이것을 누관^{tract}이라고 합니다. 치루의 대부분을 차지하는 단순치루의 경우 근치를 위해서는 이 누관을 따라 항문을 갈라주는 치루절개술을 시행합니다. 괄약근의 일부 손상을 감수하면서까지 이런 수술을 시행하는 이유는 다른 방식의 수술보다 재발률이 현저히 낮기 때문입니다. 따라서 집도의사는 최대한 정확하게 꼭 필요한 정도만 절개를 해야 합니다. 자칫 괄약근의 손상이 불필요하게 크면 항문 기능이 많이 약해질 수 있기 때문입니다. 때론 괄약근의 손상을 더 줄이기 위해 수술법에 변화를 주어야 합니다. 이를 위해선 그때그때 판단이 필요하기 때문에 치루수술에 있어서는 집도의사의 경험과 실력이 매우 중요합니다. 재발을 막기 위해서도 정확한 수술이 중요합니다. 자칫 치루 내공을 완전하게 처리하지 못하면 재발을 하게 되기 때문입니다.

이와 같이 치루수술은 지나쳐도 안 되고, 1% 부족해도 안 되는, 정확성을 생명으로 하는 수술입니다.

15.
치루수술의 실제:
마취 방법, 수술 자세, 수술 시간

❖ 마취법

단순치루는 수면 국소마취만으로 수술이 가능합니다. 수면 국소
마취란 진정제를 맞고 잠시 잠이 든 사이 수술할 부위에 국소마
취를 하는 방법을 말합니다. 매우 간단하기 때문에 마취의 부담
이 거의 없습니다. 그러나 복잡치루의 경우엔 미추마취나 저위
척추마취를 합니다.

❖ 수술 자세

대개 재크나이프 jack-knife 포지션이라고 불리는 자세로 수술을 받

습니다. 허리를 약간 굽힌 엎드린 자세를 말합니다. 수술받는 동안 매우 편안함을 느끼는 자세입니다.

❖ 수술 시간

단순치루는 5분도 채 걸리지 않는 경우가 많으나, 복잡치루는 20~30분씩 걸리기도 합니다. 치루수술 시간은 비교적 짧게 걸리지만, 괄약근을 건드리는 수술이기 때문에 매우 조심스럽게 해야 하는 수술입니다.

16.

치루수술 통증,
별로 심하지 않습니다

치루수술을 하면 얼마나 아플까 걱정하는 분들이 많습니다. 수술하고 며칠을 쉬어야 하는지, 휴가를 얼마나 내야 하는지 등을 결정해야 하기 때문인 것 같습니다. 그러나 대부분의 환자분들은 수술 바로 다음날부터 큰 불편 없이 생활합니다.

변을 볼 때 많이 아프지 않을까 걱정하는 분도 있는데, 이 또한 그렇게 심한 통증이 아닙니다. 치루수술을 하면 항문통로가 약간 넓어지기 때문에 변이 나오면서 상처를 심하게 건드리지 않기 때문입니다. 결과적으로 치루수술 통증은 크게 걱정하지 않아도 됩니다.

다만 한 가지 신경 쓸 일이 있다면 좋은 병원 찾아서 정확한 수술을 받는 것입니다. 모자라지 않게 수술해야 재발이 없고, 지나치지 않게 수술을 해야 괄약근의 손상을 최소화할 수 있기 때문입니다. 모자라지도 않고 지나치지도 않은 최적의 치루수술로 최선의 수술 결과를 얻으시기 바랍니다.

17.

치루수술,
재발이 많지 않습니다

정확히 수술한다면 단순치루수술 후 재발하는 경우가 천 명에 한 명 꼴도 되지 않을 정도입니다. 전체 치루의 5% 정도 차지하는 복잡치루도 수술을 잘하면 재발률은 5% 미만입니다. 그런데도 치루가 재발의 위험이 매우 높은 것처럼 이야기되는 데는 크게 세 가지 이유가 있는 것 같습니다.

1. 수술로 치루가 완치되어도 인접한 항문샘에서 새로 치루가 생기는 경우가 있습니다. 항문샘은 항문 바로 안쪽 벽에 있는 구조물인데, 사람에 따라 10여 개 정도 되기 때문입니다. 이런 경우가 많지는 않습니다.

2. 항문주위농양을 절개한 후에 치루로 진행된 것을 재발이라고 오해하기 때문입니다. 항문주위농양을 절개한 후 3명 중 2명은 치루로 진행되는데, 이는 농양 절개 후의 자연적인 경과 natural course이지 치루가 재발된 것이 아닙니다.

3. 치루를 수술하지 않고 지내는 분들이 흔히 갖고 있는 오해도 있는데, 치루가 다 나은 것 같다가 몇 년 혹은 몇 개월 주기로 다시 염증이 생기며 분비물이 터져 나오는 것을 재발이라고 생각하는 것입니다. 그러나 이것은 재발이 아니라, 치루가 휴화산처럼 조용히 있다가 반복적으로 증상이 나타나는 것일 뿐입니다.

이 중 가장 흔하게는 항문주위농양을 절개한 후에 치루로 진행되는 것을 말하는 것 같은데, 말씀드렸듯이 이것은 재발이 아니라 농양에서 치루로 진행되는 자연스러운 과정일 뿐입니다. 이런 식으로 정확한 사실에 근거하지 않고, 두리뭉실하게 이리저리 얘기를 전개하면서 치루는 수술을 해도 재발이 매우 많고 수술 통증이 매우 심한 것처럼 얘기를 한다는 것 자체가 불순한 의도를 가진 것임을 잘 간파해야 합니다. 치루는 수술해 봐야 재발이 잦으니 약물치료나 기타 자신들이 주장하는 비방으로 치료를 받으라는 것이지요. 아무튼 한 달에 수십만 원은 족히 들 그런 비방 약을 복용하면 수술하지 않고도 치루를 고칠 수 있는 것처럼 선전하는 것은 전혀 사실이 아닙니다.

치루의 해결책은 수술밖에 없습니다. 그리고 정상적인 대장항문외과 의사에게 적절한 수술을 받는다면 거의 재발되지 않는 병입니다. 그러니 재발이 많다는 말에 현혹되어 잘 못된 치료법을 선택하는 우를 범하지 마시기 바랍니다.

18.

치루의 95%는
재발이 없는 단순치루

치루 재발에 대한 글들이 너무 많아 지레 겁을 먹고 수술을 기피하고 다른 방법에 눈을 돌리는 분들이 있을까 염려가 돼서 그렇지 않다는 글을 자꾸 쓰게 됩니다. 치루수술 후 재발이 되는 경우는 거의 전부 복잡치루의 경우입니다. 일반적으로 복잡치루의 수술 후 재발률은 10~20%로 알려져 있는데, 노력을 통해 5% 미만으로 줄일 수 있습니다. 그러나 단순치루는 수술 후 재발하는 경우가 거의 없다는 것이 정설입니다. 이런 단순치루가 전체 치루의 95% 이상을 차지하고 있기 때문에 치루로 고민하시는 거의 대부분의 환자분들께서는 재발에 대해 지나치게 걱정하실 필요가 없습니다. 단순치루일 가능성이 훨씬 더 많고, 혹시 복잡치루라고 하더라도 수술법을 잘 선택하면 재발률을 5% 미만으로 줄일 수 있기 때문이지요.

그럼에도 불구하고 재발이 많다는 과장된 주장에 귀를 기울이면, 돈과 시간만 낭비하게 될 가능성이 높습니다. 치루는 복용하는 약으로 치료되는 병이 절대로 아니며, 간혹 치료가 된 것 같더라도 언젠가 반드시 재발하게 됩니다. 활화산이 잠시 휴화산이 된 것일 뿐입니다. 그리고 그마저도 복용한 약 때문이 아니라, 자연 경과상 그렇게 된 것입니다. 치루의 반은 이렇게 나았다 다시 곪기를 반복한다고 보시면 됩니다. 그러니 잠시 나은 듯해도 나은 것이 아닙니다. 오히려 이런 과정을 반복하다가는 언젠가 암으로 진행될 위험만 높아집니다. 따라서 이런저런 약을 쓰면서 요행을 바라지 마시고, 빨리 수술을 받으시는 것이 정도입니다.

19.
치루수술을 받으러
싱가포르에서 오신 교민

싱가포르에 사는 교민이 항문에 고름이 잡혀 그곳 대학병원에 가서 수술을 받았는데, 수개월이 지나고도 여전히 고름이 나와 항문 주변이 늘 축축하다며 온 사례가 있습니다. 그곳 의사가 다시 한번 수술을 하자는데 아무래도 믿음이 가지 않아 한국까지 왔다고 했습니다. 진찰해 보니 항문 주위에 끈끈한 분비물이 나와 있었고 직장 벽에 작은 구멍과 주변에 염증이 있는 것이 확인되었습니다. 직장 벽을 따라 깊은 곳에 있는 농양은 통로 속에서 넓게 절개를 해주면 그대로 완치되는 경우가 많은데, 그곳에선 고름을 째고 그 속에 호스를 박아 두었답니다. 그 당시의 정확한 상황은 모르겠습니다만 우리가 하는 방식과는 다른 방법으로 수술을 했던 것으로 보였습니다.

　항문주위농양은 고름을 째고 6~8주 후에 확인해서 치루로 진행되면 2차 수술을 하는 것이 일반적인 경과이지만, 이와 같이 직장 벽에 가까이 생겨 있는 농양은 직장 벽을 넓게 절개해주면 한 번의 수술로 낫는 경우가 대부분입니다. 이분도 그런 상황이었던 것으로 보이는데 그 기회를 놓친 것이었습니다. 어쨌든 멀리 찾아오신 그분의 기대에 부응할 수 있도록 잘 수술해드렸습니다.

20.

직장질루수술

1년 이상 된 직장질루로 온 여성이 있었습니다. 첫 출산 후 생긴 것이었습니다. 직장질루는 직장과 질에 구멍이 뚫려있는 상태를 말하며 치루의 일종입니다. 이렇게 직장과 질 사이에 나 있는 구멍으로 가스는 물론 변까지 질 쪽으로 새는 상태였습니다.

이런 직장질루는 흔히 보는 병은 아니고, 대개 분만손상으로 생기는 경우가 많습니다. 수술이 매우 까다롭고, 재발하는 경우도 많아서 대장항문외과를 전문으로 하는 의사들도 손대기를 꺼려하는 질환입니다. 수술이 어떻게 진행될지도 짐작하기가 어렵고 애써 수술을 해도 재발이 잦기 때문에 저 역시 흔쾌한 말씀을 드릴 수가 없었습니다. 듣는 두 분도 답답해하는 것이 느껴져 미안한 생각이 들었지만 저로서도 어쩔 수가 없었습니다. 진료가 끝나갈수록 이 부부가 실망하는 모습도 분명해져 갔습니다.

이후 한 달 이상 시간이 흘러 저도 이분을 잊고 있었습니다. 그런데 어느 날 갑자기 수술을 받으러 왔습니다. 이왕 수술을 받으러 왔으니 최선을 다해 수술을 해드릴 수밖에요. 그런데 막상 마취를 하고 병소 부위를 살펴보니 상태가 생각보다 더 심각했습니다. 연필이 통과될 만큼 질과 항문 사이에 뚫린 구멍이 컸고, 주변의 직장질벽(직장과 질 사이의 벽)이 과거의 손상 때문인지 너무 얇아져 있었습니다. 결국 이렇게 얇아진 주변의 직장질벽을 사용해서 수술해야 하는데 어떻게 처리를 해야 할지 난감할 따름이었습니다. 10분은 족히 한숨만 쉬며 고민하다가 기도하는 마음으로 어찌어찌 해서 수술을 간신히 마칠 수 있었습니다. 항문 마취만 하고 정신이 있는 상태에서 수술을 받으니까 환자분도 이런 어려운 상황을 느낌으로 다 알았겠지만 얼마나 상태가 심각한지 수술 직후 다시 한번 설명을 드렸습니다. "간신히 수술은 마쳤지만 수술이 거의 불가능한 상태였고, 따라서 재발할 가능성이 매우 높다."는 말씀을 드릴 수밖에 없었지요.

그런데 그날 저녁 회진을 가서 뵌 모습은 의외였습니다. 이분이나 남편이나 전혀 걱정을 하는 기색이 없었습니다. 이후 3박 4일 입원해 있는 동안 저를 너무 믿어서 그러는지는 몰라도 너무 천진난만한 표정으로 전혀 염려가 없는 사람처럼 지내더군요. 다만 변을 늦게 보게 하기 위해서 금식을 시켰는데 그것만 힘들다고 하면서요.

수술 후 보름이 되는 날 재진을 오셨습니다. 이분을 보자마자 급히 여쭤봤습니다.

"가스나 변이 새지 않나요?"

그런데 여전히 천진난만한 얼굴로 "아니요." 하고 쉽게 대답했습니다. 처음부터 이렇게 잘 나을 거라고 미리 알고 있었던 사람처럼 말입니다. 저만 혼자 괜한 걱정을 한 것 같아 머쓱할 정도였습니다. 이렇게 수술 후에 아주 낙관적인 분들이 있습니다. 그리고 이런 분들의 결과는 한결같이 좋은 경우가 많습니다. 이분도 결국 두 달 뒤에 오셔서 완전히 다 나은 것을 확인받고 가셨습니다.

21.

봄 여름에 잘 생기는 항문주위농양

항문주위농양은 날이 따뜻해지는 봄 여름이면 더 잘 생깁니다. 날이 따뜻해지며 배탈이 나는 일이 자주 있고, 과음 과로할 기회도 많아지기 때문입니다. 상승하는 기온이 세균 활동에 영향을 주지 않을까 생각되기도 합니다.

  항문주위농양은 처음엔 항문 부위에 미세한 둔통으로 시작해서 하루 이틀 지남에 따라 그 통증이 점점 더 심해집니다. 의자에 앉거나 기침을 할 때 항문이 아픕니다. 진행이 되면서 미열 등 몸살 기운이 나타나기도 합니다. 항문 주변 엉덩이가 빨갛게 부어오르는 경우가 많지만, 깊은 직장에 고름이 잡히면 겉으론 멀쩡해 보입니다.

항문통로는 둘레를 괄약근이 감싸고 있습니다. 변을 참을 때 조여주는 근육이지요. 항문주위농양은 이렇게 중요한 근육을 뚫고 그 속에서 고름이 생기는 것이기 때문에 시간을 지체할 경우 괄약근이 많이 상하게 될 수 있습니다. 깊은 곳에 생기는 직장주위농양은 진단이 늦어져 자칫 치명적인 패혈증으로 진행되는 경우도 드물게 있습니다. 따라서 항문주위농양이 의심되면 빨리 병원에 가서 바로 응급수술을 통해 고름을 빼주어야 합니다. 이 수술은 매우 간단하게 할 수 있는 수술로서 농양이 크지 않을 경우 수면국소마취로 간단하게 배농을 할 수 있습니다.

설사를 자주 하는 분들은 배탈이 나지 않도록 평소에 주의하시는 게 좋고요, 혹시라도 항문주위농양이 의심된다면 지체하지 말고 병원을 찾으십시오. 항생제로만 치료해도 되지 않나 생각하는 분도 종종 있지만 그건 오산입니다. 혈액으로 공급되는 항생제는 세균의 농도가 높은 고름 속에는 침투할 수 없기 때문입니다. 따라서 농양은 반드시 절개 배농을 해야 하고 항생제는 그런 연후에 사용해야 하는 것입니다.

22.
항문주위농양의 증상

항문에 뻐근한 통증이 있으면서 빨갛게 부어오릅니다. 몸살 기운과 열이 동반됩니다. 기침을 하거나 손으로 건드리거나 앉을 때 통증이 심하게 나타납니다. 항문 속 깊은 곳, 즉 직장주위에 농양이 생겼을 경우엔 겉으로는 정상으로 보일 수 있습니다. 따라서 항문 겉으로 멀쩡해 보이더라도, 항문 속에 뻐근한 통증과 몸살기, 열 등이 있으면 미루지 말고 반드시 병원에 가서 확인을 받으셔야 합니다. 시간이 지나면서 점점 더 심해지는 통증이 있다면 항문주위농양일 가능성이 많습니다. 이런 분들 중엔, 몇 달에 한 번씩 이런 증상이 나타나는 데도 불구하고 단순히 감기 몸살이 반복되는 것으로 생각하시는 분도 있습니다.

날이 점점 따뜻해지는 5월 이후 항문주위농양의 발생이 늘어나기 때문에 주의를 기울이셔야 합니다.

특히 평소 설사를 많이 하는 분들은, 배탈이 나지 않도록 조심하시는 것이 좋습니다. 심한 설사 후, 혹은 과로, 과음 후에 항문통증이 나타나면 항문주위농양일 가능성이 많습니다.

23.

응급수술을 해야 하는
항문주위농양

응급수술은 시간을 다투어서 하는 수술을 말합니다. 항문 병 중에서 응급수술을 해야 하는 병이 바로 항문주위농양입니다. 통증도 문제지만 고름집은 시간이 갈수록 점점 커지는데다 항문주위농양은 항문 주위의 괄약근을 자꾸 녹여나가기 때문이지요. 그런데도 항문주위농양수술이 지체되는 경우가 있습니다.

첫째, 최대한 설득을 하지만 막무가내로 그러는 분들껜 어찌할 방도가 없습니다. 결국 이런 분들은 고름집이 커질 대로 커진 상태에서 다시 병원을 찾아오게 되지요.

둘째, 많은 경우, 환자분이 병원을 찾지 않고, 스스로 단순한 치질로 생각해서 시간을 미루게 됩니다.

또 다른 경우는 오진 때문입니다. 고름이 항문 깊은 곳에 생기는 직장주위농양의 경우 겉으로 봐서는 곪은 표가 전혀 나질 않기 때문에 놓칠 수 있고, 진찰을 해도 직장이 좀 단단해져 있는 것 외에 큰 문제가 없는 것처럼 만져질 수 있기 때문에 경험이 없는 의사는 자칫 응급상황이란 것을 모르고 지나칠 수 있습니다.

따라서 항문 통증이 있는 경우엔 환자분 스스로 아래의 내용 중 하나라도 해당되는 게 있으면 항문농양 가능성이 많으니까 빨리 병원에 가 보셔야 합니다.

★ 지난 며칠간 통증이 점점 심해졌다.
★ 미열 등 몸살기가 함께 있다.
★ 과거에도 몸살기가 동반된 항문 통증이 반복해서 나타났다 사라지곤 했었다.

24.
항문주위농양수술과
수술 후 경과

항문주위농양은 외과질환입니다. 외과질환이란 수술을 해야 치료되는 병을 말합니다. 그런데 간혹 항문주위농양을 항생제만으로 가라앉혀 보려고 하는 경우가 있습니다. 그러나 고름집 경계까지는 항생제가 도달하지만 고름 속으로까지 항생제가 침투하지 못하기 때문에 고름 속에 잔뜩 들어 있는 균들을 죽일 수가 없습니다. 따라서 고름이 많이 잡힌 상태에서 항생제로만 치료를 하려는 시도는 100% 실패할 수밖에 없습니다. 염증이 점점 진행되면 결국 고름이 자연적으로 터지면서 해결되겠지만, 이 과정에서 괄약근을 비롯한 주변의 정상조직이 많은 손상을 입게 됩니다. 따라서 항문주위농양이 생기면 주변 조직의 손상이 커지기 전 빠른 시간 내에 절개를 해서 배농을 해주어야 합니다.

마취는 수면국소마취로도 가능하기 때문에 두려워하실 필요가 없습니다. 절개 배농을 하면 언제 그랬느냐는 듯 그 즉시 통증이 사라집니다. 따라서 다음날부터도 바로 정상생활이 가능합니다. 그러나 분비물은 배농 후 4~5주 정도까지 계속 나올 수 있습니다. 6주가 지난 후에도 절개한 상처가 아물지 않고 분비물이 나온다면 치루로 진행되었다고 봐야 합니다. 치루로 진행된 것이 확인되면 바로 근본적인 치루수술을 받아야 완치가 됩니다.

참고로, 치루로 진행되었다고 해서 재발한 것으로 오해하면 안 됩니다. 항문주위농양 절개 배농 후 일부에서 치루로 진행되는 것은 자연적인 경과 natural course 입니다. 그리고 이런 진행 과정은 특별한 약을 쓴다고 막을 수 있는 것이 아닙니다. 농양을 절개 배농한 후 치루로 진행이 되면 치루 근치수술을 받는 것까지가 하나의 치료 과정이라고 보셔야 합니다.

25.

항문주위농양수술 후
치루로 진행

집 근처 병원에서 항문주위농양수술을 받은 지 1년이 지났는데
도, 운동을 심하게 한다든지 하면 항문에 진물이 나오고 불편한
증상이 지속된다며 온 중학교 2학년 학생이 있었습니다. 수술한
병원에 가서 이야길 했더니 괜찮다고만 하더랍니다. 그래서 고민
을 하다가 부모님과 함께 우리 병원에 찾아왔습니다.

병원에서 괜찮다는데도 학생이 너무 예민해서 찾아왔나보다
생각하며 진찰을 시작했습니다. 그런데 진짜 치루가 생겨 있더군
요. 치루가 너무나도 분명한데 왜 괜찮다고 했는지 쉽사리 이해
되지 않았습니다. 이와 같이 항문주위농양수술 후 치루로 진행되

는 것은 2/3의 확률입니다. 몇 가지 간단한 검사 후 수면주사를
놓은 상태에서 국소마취를 하고 간단하게 치루절개술을 시행했
습니다.

26.
직장주위농양의 수술

오늘 직장 주변 깊이에 농양이 생겨 있는 여성분께 배농수술을 해드렸습니다. 3년여 전 청주에서 항문농양 배농수술을 받은 이후 간간히 불편한 증상이 있었지만, 당시 수술한 의사 말씀이, "다시 재발하면 복잡치루가 될 가능성이 많기 때문에 여기선 안 되고 서울에 가셔서 수술을 받아야 한다."고 하셨답니다. 그래서 가끔씩 불편한 증상이 있어도 참고 지냈는데, 이번에 도저히 참을 수 없을 정도로 심하게 붓고 아파서 아예 서울에 있는 병원을 찾아왔다고 하더군요. 진찰해 보니 깊은 곳에 큰 직장주위농양이 생겨 있는 상태였습니다.

과거에 농양 배농술을 한 이력도 있고, 또 그간 간간히 증상이 있었다는 것은 이미 내공이 뚜렷하게 자리잡은 상태, 즉 치루로 진행되어 있다는 의미입니다. 그러나 이번처럼 다시 고름이 많이 잡혀 있는 상태에서는 근본적인 치루수술을 할 수가 없습니다. 상처가 너무 커질 수 있고, 더구나 이분처럼 복잡치루의 가능성이 있는 경우엔 변실금이 생길 수 있습니다. 그래서 이런 경우엔 다시 고름을 째서 배농한 후에 2달 정도 상태를 호전시켜서 치루수술을 해야 합니다. 그때쯤 되면 고름집이 다 줄어들어서 가느다란 관 형태의 치루만 남게 되기 때문에 괄약근 손상을 최소화하는 수술을 할 수 있습니다.

27.

유아 항문농양과
유아치루의 치료원칙

유아치루는 100% 남자 아기에서 생깁니다. 태중에 있을 때 남성 호르몬에 과다 노출된 아기에게서 생긴다고 알려져 있고, 이런 현상은 남자 아기에서 나타날 수 있기 때문입니다. 이런 아기들의 특징은 항문샘이 유난히 깊다는 것입니다. 이렇게 깊은 항문샘에 변이 끼어들어가면서 항문주위농양이 발생합니다.

유아, 즉 돌 전의 아기에서 생기는 항문주위농양은 다른 연령에서 생기는 항문주위농양과는 확연히 다른 특징을 가지고 있습니다.

첫째, 농양에서 치루로 진행되었다고 해도 돌까지 기다려 보면 저절로 완치가 되는 경우가 있습니다. 수술하지 않고는 절대로 완치되지 않는 다른 연령대에서의 치루와는 확연히 다른 경과입니다. 따라서 돌이 될 때까지는 반복해서 고름이 잡히더라도 그때그때 고름을 짜주며 기다리는 것이 원칙입니다.

둘째, 돌이 되기까지는 인접한 다른 항문샘에서 농양이 추가로 생기는 경우가 종종 있습니다. 이런 아기들에선 깊은 항문샘이 여러 개 있을 수 있기 때문입니다. 그 결과 성인에서처럼 즉시 치루수술을 하면 서너 번까지 수술을 하게 되는 경우도 있습니다. 따라서 돌이 될 때까지 기다렸다가 그때 가서 동시에 수술해주는 것이 원칙입니다. 다행히 돌 이후엔 농양이 새로 생기는 경우는 거의 없습니다.

결론적으로 유아에서는 농양과 치루가 생기더라도 돌이 될 때까지는 배농만 해주면서 기다리는 것이 일반적인 원칙입니다. 따라서 부모님들께서는 돌까지는 고름만 빼주면서 지켜본다는 한 가지 원칙만 기억하시기 바랍니다. 그러나 너무 자주 고름이 잡혀서 아기가 힘들어한다면, 예외적으로 돌 전에라도 치루절개술을 해줄 수 있습니다. 다행히 유아치루는 99.9% 단순치루이기 때문에 간단한 치루절개술로 쉽게 완치됩니다.

기대에
부응하는 수술

지금부터 32년 전, 그런대로 잘 운영되던 개인의원의 문을 닫고 당시로서는 생소하기만 했던 대장항문전문병원인 '서울외과클리닉'을 후배의사들과 함께 새로 시작하는 모험을 한 이유는 몇 가지 꿈이 있었기 때문입니다. 그 중 제일 큰 꿈이 환자에게 신뢰받는 외과의사가 되고 싶다는 것이었습니다.

당시 개인의원 원장으로서 가장 힘든 것은 의사로서의 진정성이 환자분들께 그대로 받아들여지지 않는 때가 적지 않다는 것이었습니다. 당시 젊은 외과의사였던 저에게 100% 신뢰를 주는 것이 쉽지 않았기 때문으로 생각됩니다. 이런 불신을 극복하기 위해서는 특정 영역에 독보적인 경험과 실력을 갖출 수밖에 없다는 결론으로 '전문분야'에 올인 하는 병원을 새로 시작하게 된 것입니다.

이렇게 출발한 서울외과클리닉은 치질 등 항문병과 대장내시경 분야에 집중하게 되었고, 기대한 것 이상으로 많은 분들의 신뢰를 받을 수 있게 되었습니다. 이후 현재의 기쁨병원에 이르러서는 치질수술과 위 대장내시경검사는 물론 탈장수술과 맹장염수술, 담석수술 그리고 내과와 소아과 진료, 프롤로통증클리닉, 건강검진 등의 영역까지 진료하는 병원이며 서울 유일의 외과전문병원으로 성장하게 되었습니다.

새로운 도전 후 32년째를 맞은 요즘은 외과의사로서 행복한 시간을 보내고 있습니다. 진료를 오는 분들은 감사하게도 제가 드리는 말씀에 대해 신뢰를 보내주신다는 것을 피부로 느낄 수 있습니다. 뿐만 아니라 저희 병원의 수술법에 대한 확고한 믿음을 이미 전제로 해서 진료를 오셨다는 것을 알게 됩니다.

그래서 저희 기쁨병원 외과의사들은 한 분 한 분 수술을 해드릴 때마다 '장인匠人의 마음'으로 더욱 더 신경을 씁니다. 혹시라도 이분들의 기대에 부응하지 못하면 어쩌나 하는 염려 때문이지요. 그렇게 현재까지 10만여 명이 넘는 환자분들께 각종 수술을 해드렸습니다. 그리고 앞으로는 더 많은 분들을 수술해드릴 수 있지 않을까 생각해 봅니다. 나름 긴 여정이었지만 보람 있었으며 앞으로가 더 기대되는 여정입니다. 그동안 함께 하며 격려해주신 모든 분들께 감사드립니다.

치질탈출

지 은 이   기쁨병원 외과팀(강윤식 외)
펴 낸 날   1판 1쇄 2022년 8월 15일

대표이사   양경철
편집주간   박재영
편   집   배혜주
디 자 인   박은정

발 행 처   ㈜청년의사
발 행 인   이왕준
출판신고   제313-2003-305(1999년 9월 13일)
주   소   (04074) 서울시 마포구 독막로 76-1(상수동, 한주빌딩 4층)
전   화   02-3141-9326
팩   스   02-703-3916
전자우편   books@docdocdoc.co.kr
홈페이지   www.docbooks.co.kr

ISBN   979-11-979108-2-1 (03510)

• 책값은 뒤표지에 있습니다.
• 잘못 만들어진 책은 서점에서 바꿔드립니다.